Dieses Buch
gehört:

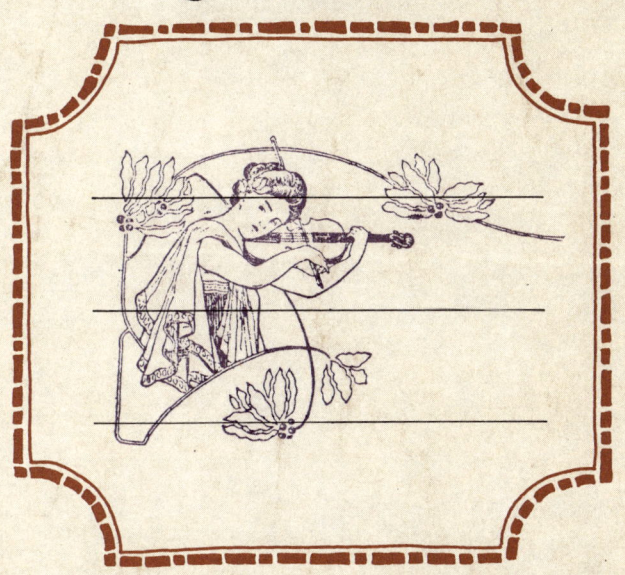

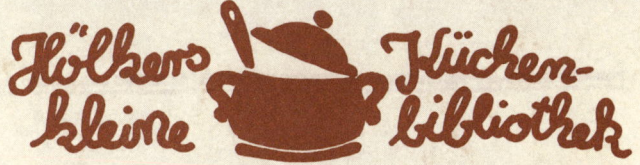

Hölkers kleine Küchenbibliothek

Meine Schätze aus der Vollwertküche

Der erste Schritt zur Gesundheit

von Luise Brüggemann

verlegt von

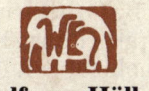

Wolfgang Hölker

ISBN: 3-88117-421-4

©1986 Verlag Wolfgang Hölker, Münster
Alle Rechte vorbehalten, auch auzugsweise
Graphische Gestaltung: Rainer Eichler
Printed in Germany by Druckhaus Cramer, Greven
Buchbinderische Verarbeitung: Klemme, Bielefeld
Musterschutz angemeldet beim Amtsgericht Münster

Inhalt

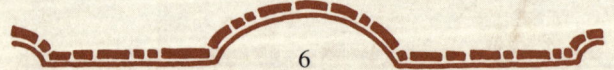

Vorwort

Gesunde Ernährung ist in aller Munde. Die Medien
überhäufen den Verbraucher mit Artikelserien und
Wunderrezepten zu den Themen Gesundheit,
Wohlbefinden, Schlankwerden, Schönheit. Jährlich
kommen fast 1500 neue Produkte auf den Markt,
die als gesund, notwendig und lecker angepriesen
werden. Wir benötigen höchstens 100 Artikel, um
gesund und leistungsfähig zu bleiben. Der
Verbraucher wird mehr und mehr verunsichert.
Die zunehmende Nachfrage nach meinen Kursen
und Vorträgen über „Vollwert-Ernährung" zeigt
aber, daß immer mehr Menschen sich Gedanken
über eine vernünftige Ernährung und Lebensweise
überhaupt machen und ehrliche Aufklärung
wünschen.
Mein erster Schritt zur vernünftigen Ernährung und
damit zu mehr Gesundheit begann mit Omas
Kaffeemühle und Vollgetreide, und damit stand ich
allein da. Ich war also auf mich selbst angewiesen
und machte mich daran, Rezepte auszuprobieren.
Meine Erfahrungen, die ich in nunmehr zehn
Jahren Vollwert-Ernährung gesammelt habe,
möchte ich als „Schätze" bezeichnen. Ich möchte
sie aber keineswegs für mich behalten, sondern sie
als Hilfe bei Ihrer Umstellung auf eine gesunderhaltende Vollwert-Ernährung weitergeben. Damit
wird **Ihr** erster Schritt zu mehr Gesundheit
sicherlich gelingen. Diese „Schätze" werden aber
auch denjenigen, die bereits Vollwert-Ernährung

praktizieren, willkommen sein.

Das vorliegende Bändchen enthält neben wichtigen Überlegungen zur Vollwert-Ernährung aus ernährungswissenschaftlicher Sicht sowie nützlichen Anregungen und Tips auch einen Küchenfahrplan für „14 Tage Vollwert-Ernährung von früh bis spät" (s. S. 132ff.). Wollen Sie sich jedoch nicht ganz so strikt an diesen „Fahrplan" anlehnen, ab und zu nach eigenem Geschmack variieren, dann finden Sie die Rezepte in alphabetischer Reihenfolge unter der jeweiligen Zuordnung wie Suppen, Süße Überraschungen etc.

Die Zutaten für die Rezepte wurden so ausgewählt, daß sie überall in Reformhäusern, Naturkostläden, auf dem Wochenmarkt oder eventuell in Supermärkten erhältlich sind.

Ich möchte Sie nun ermuntern und ermutigen, den „ersten Schritt zur Gesundheit" zu wagen. Ich wünsche Ihnen dabei viel Freude und Erfolg.

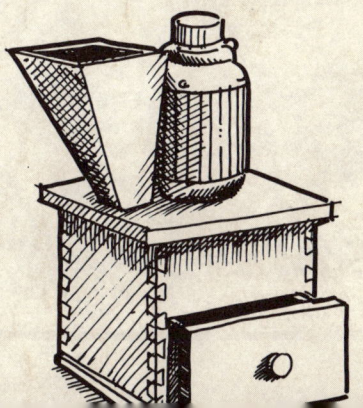

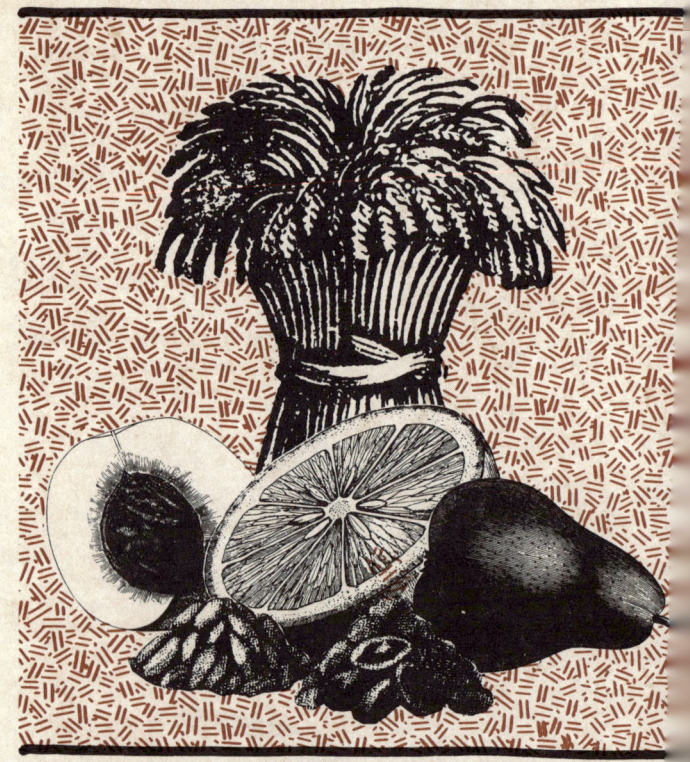

Wichtige Überlegungen zur Theorie der Vollwert-Ernährung

Vollwert-Ernährung, wie ich sie zu Hause zubereite
und in meinen Kursen weitergebe, ist die praktische
Umsetzung der Gießener Formel:
„Vollwert-Ernährung ist eine Ernährungsweise, in
der ernährungsphysiologisch wertvolle Lebensmit-
tel schmackhaft und abwechslungsreich zubereitet
werden. Sie besteht vornehmlich aus pflanzlichen
Lebensmitteln, nämlich Vollgetreide, Gemüse und
Obst, möglichst aus kontrolliertem Anbau, sowie
Milch und Milchprodukten. Etwa die Hälfte der
Lebensmittel wird als Frischkost verzehrt; Fleisch
und Eier spielen eine untergeordnete Rolle.”
(Leitzmann, v. Kürten, Männle)
Vollwert-Ernährung trägt zu optimaler körperlicher
und geistiger Leistungsfähigkeit sowie zu bestmöglicher Widerstandskraft gegenüber ernährungsbe-
dingten Gesundheitsstörungen bei.
Vollwert-Ernährung ist eine Synthese von
bewährten Erfahrungen und wissenschaftlichen
Kenntnissen; sie ist ökologisch sinnvoll und
notwendig.

Ich möchte versuchen, die Aussagen dieser Formel
zu erläutern:

**Vollwert-Ernährung ist eine Ernährungsweise, in
der ernährungsphysiologisch wertvolle Lebensmittel schmackhaft und abwechslungsreich
zubereitet werden.**

Vollwert-Ernährung soll unseren Organismus
optimal mit allen lebens- und zufuhrnotwendigen

Nahrungsinhaltsstoffen versorgen, auch mit den
bisher noch nicht bekannten oder noch nicht
genügend erforschten Substanzen, die für die
Erhaltung unserer Gesundheit von Bedeutung sind.
Aufgrund von langjährigen Erfahrungen soll nicht
die Zufuhr einzelner Nährstoffe (z. B. Vitamin C,
Magnesium) empfohlen werden, sondern der
Verzehr ganzer Lebensmittel (z. B. Vollkornbrot,
Apfel, Blumenkohl).
Beim schmackhaften Zubereiten dieser Lebensmit-
tel sollen Kochsalz und Zucker gemieden werden
zugunsten von reichlich Kräutern, wenig Vollmeer-
salz bzw. Vollmeersalz mit Kräuterzusatz. Um eine
ausreichende Versorgung mit Jod zu gewährleisten,
genügt es, wenn Sie jodiertes (Vollmeer-)Salz
dazunehmen oder wöchentlich eine Fischmahlzeit
einplanen (s. 8. Tag).
In der konventionellen Küche wechseln sich
Salzkartoffeln, Reis und Nudeln im Speiseplan ab.
In der Vollwert-Ernährung machen wir uns alle
Getreidesorten (Weizen, Roggen, Gerste, Hafer,
Hirse, Reis, Mais), ferner Buchweizen und
Kartoffeln zunutze. Daraus lassen sich süße oder
pikante Gerichte preiswert herstellen, was sich auf
Ihren Haushaltsgeldbeutel günstig auswirken wird.
Es ist leider zu wenig bekannt, daß Vollgetreide
nicht nur ein Kohlenhydrat-Lieferant ist, sondern
auch wichtig ist für die Versorgung des Menschen
mit Eiweiß, Mineralstoffen (z. B. Magnesium,
Eisen, Chrom, Zink) und Vitaminen, insbesondere
Vitaminen des B-Komplexes. Das Getreidekorn

enthält ferner hochwertiges Fett und noch nicht
genügend bekannte Stoffe (sekundäre Pflanzen-
stoffe).
Zu erwähnen sind unbedingt die Ballaststoffe im
Getreide, die sich aufgrund des starken Quell- und
Füllvermögens günstig auf die Darmgesundheit,
Darmtätigkeit und Transitzeit der Speisen
auswirken sowie Schwankungen der Blutzucker-
werte nach einer kohlenhydratreichen Mahlzeit
verringern.
Die Kartoffel ist von hohem ernährungsphysiologi-
schen Wert, denn sie enthält neben essentiellen
Aminosäuren auch mehrfach ungesättigte
Fettsäuren, verschiedene Vitamine und Mineralstoffe. Grund genug, der Kartoffel wieder mehr
Beachtung zu schenken. Es ist wichtig zu wissen,
daß die Mineralstoffe bei geschälten, in Salzwasser
gekochten Kartoffeln fast vollständig entfernt
werden bzw. in das Kochwasser übergehen.
Daher wird empfohlen, die Kartoffeln als Pellkartoffeln zu dünsten.
Die reiche Auswahl an einheimischen Gemüse- und
Obstsorten, ferner Nüsse und Samen bringen
reichlich Abwechslung in den Speiseplan.
Hülsenfrüchte sind in der „normalen" Kost fast
ganz in Vergessenheit geraten; die Vollwertküche
berücksichtigt sie wegen des hohen Gehaltes an
Eiweiß, Vitaminen, Mineralien und Ballaststoffen.
Wichtig ist die wertschonende Zubereitung der
Lebensmittel; sie sollten möglichst wenig be- und
verarbeitet bzw. nur so lange erhitzt werden, wie es

unbedingt erforderlich ist. Der Küchenwecker
spielt dabei eine wichtige Rolle.

**Die Vollwert-Ernährung besteht vornehmlich aus
pflanzlichen Lebensmitteln, nämlich Vollgetreide,
Gemüse und Obst, möglichst aus kontrolliertem
Anbau, sowie Milch und Milchprodukten. Fleisch
und Eier spielen eine untergeordnete Rolle.**

Auf das reichhaltige Angebot an pflanzlichen
Lebensmitteln habe ich schon hingewiesen. Wir
sollten uns bemühen, Produkte aus kontrolliertem
biologischen Anbau zu bekommen. Damit
unterstützen wir die Anbauer, die „mit der Natur"
arbeiten, d. h., die auf den Einsatz von chemischen
Hilfsmitteln unserer Gesundheit, dem Boden und
der Umwelt zuliebe verzichten.
Milch und Milchprodukte sind wertvolle Lebensmittel. Sie tragen u. a. zu unserer Versorgung mit
Calcium, Vitamin B2 und A bei. Wird Milch
zusammen mit Getreide, Kartoffeln oder Hülsenfrüchten verzehrt, bedeutet das eine Versorgung
mit Eiweiß von hoher biologischer Wertigkeit.
Als Sauermilchprodukte (Dickmilch, Kefir, saure
Sahne, Joghurt) sollten bevorzugt Erzeugnisse mit
hohem Anteil an rechtsdrehender L (+)-Milchsäure
verwendet werden. Sie sind am milden Geschmack
zu erkennen.
Milchprodukte mit hohem Fettgehalt (Sahne,
einige Sauerrahmerzeugnisse und Käsesorten)
sollten nur mäßig gegessen werden.
Sich vollwertig ernähren heißt nicht, vegetarisch

oder vegan zu leben. Ein- bis zweimal Fleisch, eine Fischmahlzeit sowie ein bis zwei Eier pro Person und Woche sind durchaus erlaubt, wobei Fleisch und Fisch als Beilage, nicht als Hauptbestandteil der Mahlzeit gedacht sind.

Der Verzehr von Fleisch ist von ca. 40 kg pro Kopf und Jahr im Jahre 1950/51 auf heute über 90 kg pro Kopf und Jahr gestiegen. Seit 1964 nimmt allein der Verbrauch an Schweinefleisch jährlich um 1 kg pro Person zu. Der hohe Fleischverzehr bedeutet eine zu hohe Zufuhr z. B. an Eiweiß, Fett und Purinstoffen. Zu bedenken ist ferner, daß alle tierischen Produkte keine Ballaststoffe enthalten.

Nach meinen eigenen Erfahrungen wurden die tierischen Produkte mehr und mehr durch pflanzliche Lebensmittel verdrängt, ohne daß ich es besonders forciert hätte. Das bestätigen mir auch immer wieder die Teilnehmer meiner Kurse „Vollwert-Ernährung".

Verwenden wir Eier zum Backen, sollten wir sie sonst in der Vollwertküche sparsam einsetzen.

Etwa die Hälfte der Lebensmittel wird als Frischkost verzehrt.

Zur Frischkost zählen nicht nur Gemüse und Obst, sondern auch Getreide, Buchweizen, Kräuter, Nüsse, Samen, Vorzugsmilch, kalt gepreßte Pflanzenöle, rohe milchsauer eingelegte Gemüse (z. B. Sauerkraut, rote Bete), Keimlinge. Sie bringt folgende Vorteile:

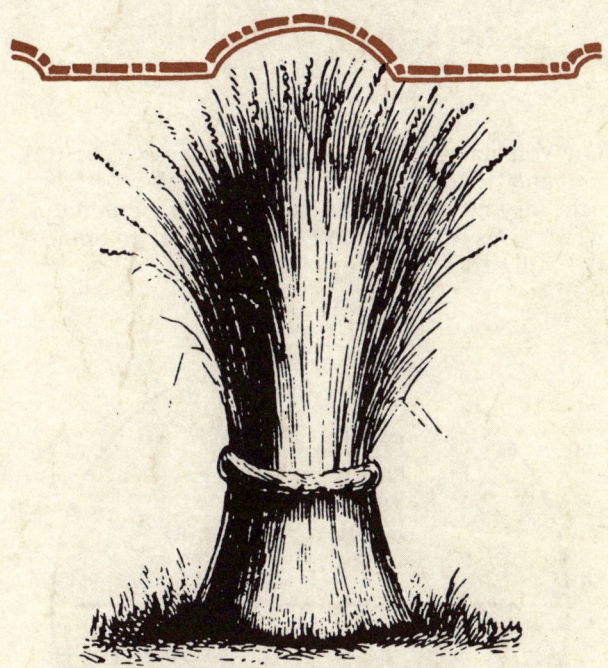

- hohe Dichte an essentiellen (lebens- und zufuhrnotwendigen) Inhaltsstoffen
- hoher Ballaststoffgehalt und bessere Wirksamkeit der Ballaststoffe
- geringer Energiegehalt (kcal/kj) bei gleichzeitig hohem Sättigungswert
- bessere Nahrungsökonomie (geringer Energiebedarf)
- längeres Kauen und Einspeicheln

(v. Koerber, Männle, Leitzmann: „Vollwert-Ernährung", 1985)

Die Vollwert-Ernährung empfiehlt „Frisch"kost —
und nicht „Roh"kost. Ein Kopf Salat, der bereits
acht Tage alt ist, kann noch als Rohkost zubereitet
werden. Es ist aber kein Frischkostsalat im Sinne
der Vollwert-Ernährung mehr.

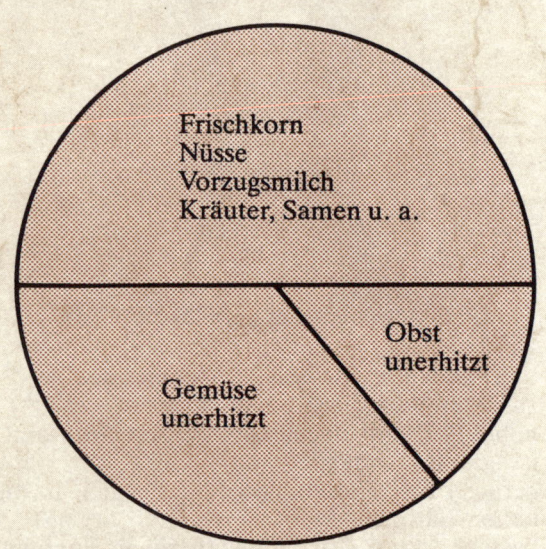

Frischkorn
Nüsse
Vorzugsmilch
Kräuter, Samen u. a.

Obst
unerhitzt

Gemüse
unerhitzt

Aus: „Vollwert-Ernährung zum Überleb(g)en" —
Verband Unabhängiger Gesundheitsberater
Deutschland e. V. , UGB, Gießen

Die Herstellung des Frischkorn-Frühstücks ist auf
S. 32 ausführlich beschrieben. Für die Blatt- und
Gemüsefrischkost gilt:

- Zuerst die Salatsoße bereiten; das Kaltpreßöl
  unmittelbar vor dem Verzehr dazugeben.
  (Angebrochene Öldosen nach Gebrauch sofort
  fest verschließen und im Kühlschrank aufbewahren.) Salatsoßen nicht auf Vorrat herstellen.
- Dann das Gemüse putzen, gründlich bürsten
  bzw. waschen, eventuell trocken schleudern oder
  mit einem Tuch trocknen. Erst nach dem
  Waschen und Trocknen entsprechend zerkleinern (schneiden, raffeln, zupfen).
- Sofort mit der Tunke vermischen oder die Tunke
  über das zerkleinerte Gemüse bzw. den
  Blattsalat geben.
- Nach der Fertigstellung möglichst sofort
  verzehren.

Die Vollwert-Ernährung räumt der Frischkost
einen besonderen Stellenwert ein. Der Speiseplan
sollte daher so aussehen:

Morgens: Frischkorn-Frühstück aus eingeweichtem
oder gekeimtem Getreide, mit frischem Obst,
Nüssen, Samen, Milch oder Milchprodukten
verfeinert

Mittags: Frischkostsalate nach Jahreszeit vorweg, Getreide- oder Kartoffelgerichte mit Gemüsebeilage, eventuell Dessert aus Obst und/oder Getreide und/oder Milchprodukten

Abends: Obst- oder Gemüsefrischkost vorweg, Vollkornbrot oder -brötchen, Butter, Käse, vegetarische Aufstriche, eventuell Getreide- oder Kartoffelgerichte oder -salate

In der Vollwert-Ernährung werden als Getränke Wasser, Mineralwasser (Natriumgehalt nicht über 170 mg/l), Kräutertees, Früchtetees, Getreidekaffee, möglichst ungesüßt, vorgeschlagen. Der 14-Tage-Küchenfahrplan gibt Ihnen eine Menge Anregungen!

Vollwert-Ernährung trägt zu optimaler körperlicher und geistiger Leistungsfähigkeit sowie zu bestmöglicher Widerstandskraft gegenüber ernährungsbedingten Gesundheitsstörungen bei.

Durch die Zufuhr aller essentiellen Nahrungsinhaltsstoffe kann der Stoffwechsel störungsfrei funktionieren. Das ist Voraussetzung für körperliches und geistiges Wohlbefinden, für körperliche und geistige Leistungsfähigkeit sowie für ein gut ausgebildetes Abwehrsystem gegenüber ernährungsabhängigen Krankheiten. Wenn wir bedenken, daß von unserer Ernährung jede Zelle unseres Körpers betroffen ist, darf es uns nicht gleichgültig sein, **was** wir essen.

Vollwert-Ernährung ist eine Synthese von bewährten Erfahrungen und wissenschaftlichen Kenntnissen.

Den Empfehlungen für die Vollwert-Ernährung liegen langjährige Beobachtungen und Erfahrungen zugrunde. Diese Erfahrungen machen wir uns unter Berücksichtigung der neuesten wissenschaftlichen Erkenntnisse und Forschungsergebnisse zunutze. Daraus resultieren folgende Verzehrsempfehlungen:

– Vollgetreide, unerhitzt und erhitzt
– Gemüse und Obst, unerhitzt und erhitzt
– frische Kräuter und Gewürze, wenig Vollmeersalz
– Kartoffeln und Hülsenfrüchte, erhitzt
– Milch und Milchprodukte
– Butter, ungehärtete Pflanzenmargarine, ungehärtetes Cocosfett, kalt gepreßte, nicht raffinierte Öle – in geringer Menge.

Sie ist ökologisch sinnvoll und notwendig.

In seinem Buch „Vollkorn bietet mehr" schreibt Professor Thomas:
„ . . . daß aus gleich großer Getreidemenge mit Vollkornbrot nicht nur ein paar Menschen, sondern fast doppelt so viele Menschen satt gemacht werden können als mit Weißbrot. Um die gleiche Sättigung mit Weißbrot zu erzielen, müßte annähernd die doppelte Menge Getreide zur Verfügung gestellt

werden, ganz zu schweigen von der viel dürftigeren
Versorgung mit lebensnotwendigen Wirkstoffen
und den Folgen zu schwacher Anregung der
Verdauungsorgane.
Vollkornverzehr bietet also nicht nur in qualitativer
Hinsicht viele Vorzüge, sondern auch in quantitati-
ver. Das unterstreicht die Überlegenheit des
Vollkornverzehrs besonders von der wirtschaftli-
chen Seite und gibt Hinweise für Situationen
möglicher Nahrungsverknappung. Mit Vollkorn
können nicht nur mehr Menschen satt gemacht,
sondern auch besser vor gesundheitlichen Schäden
bewahrt werden."
Und er schreibt weiter:
„ . . . Ob eine künstliche Anreicherung von
Kornteilen mit isolierten Nährstoffen in der
Wirkung je gleichgesetzt werden kann mit dem
Naturprodukt ‚ganzes Korn', muß bezweifelt
werden. Selbst mit dem Aufgebot modernster
analytischer Verfahren verbleibt auch heute noch
ein Rest von fast 3% unbekannter Inhaltsstoffe im
Getreidekorn (nach F. Feuser).
Weißbrot und alle Nährmittel aus dem weißen
Mehlkörper sind trotz aller technisch und wirtschaft-
lich durchführbaren Zusätze von künstlichen
Vitaminen, Mineralstoffen und Ballaststoffen
weder in der Lage, den Nährwert noch den
Nähreffekt des ganzen Kornes zu erreichen.
Hinzu kommt, daß jeder Weg der künstlichen
Ergänzung unökonomisch, unrationell und
unökologisch ist."

Es ist ferner zu bedenken, daß bei der „Veredelung"
von tierischen Lebensmitteln ein hoher Einsatz von
pflanzlichen Futtermitteln nötig ist. Das Tier
benötigt von dem Futter bis zu 90% für seinen
eigenen Stoffwechsel. Es wandelt nur einen Anteil
von 10-15% in Körpersubstanz um. Durchschnitt-
lich werden für eine Kalorie Fleisch sieben
Futterkalorien „verschwendet".
Ob das angesichts der heutigen Gesundheits-
(Krankheits-)situation in den Industrieländern und
der Welthungerprobleme zu verantworten ist, möge
jeder selbst überlegen.

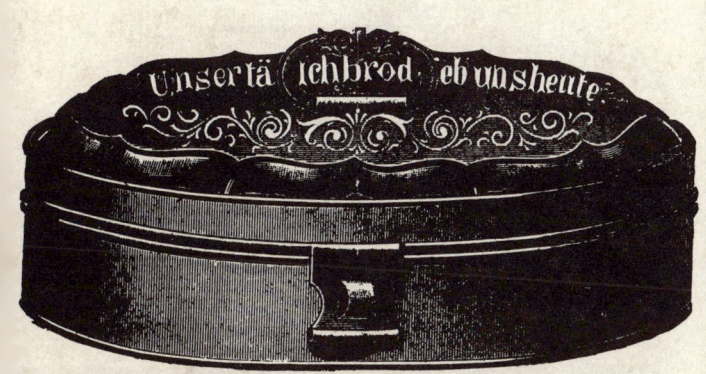

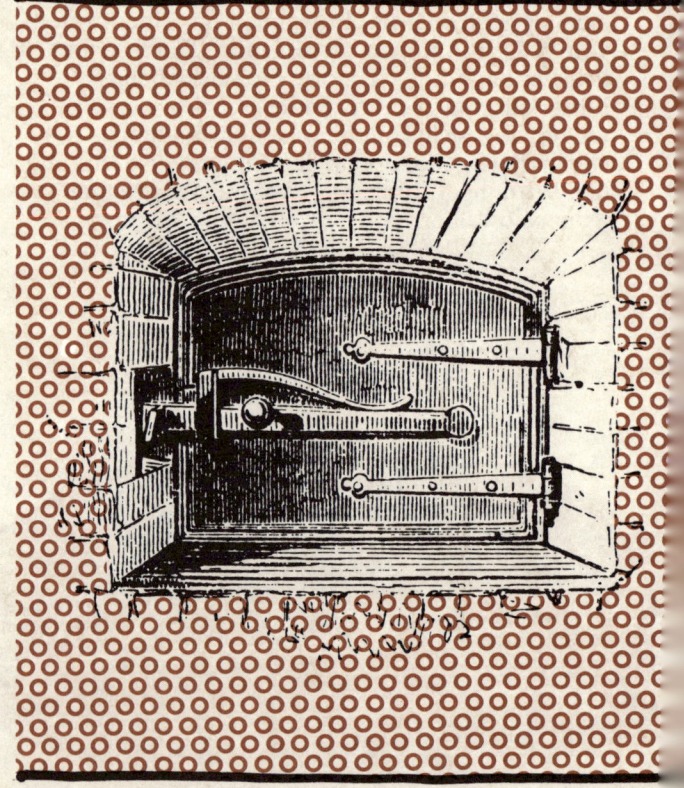

Vollwert-Ernährung
in der Praxis

Vernünftige Ernährung beginnt bereits bei der
Planung des Einkaufs, und dabei ist wahrscheinlich
ein Umdenken nötig. Machen Sie sich — wenigstens
im Groben — einen Speise- und Arbeitsplan für
einige Tage im voraus, erstellen Sie einen Einkaufs-
zettel, wählen Sie die Produkte gemäß den
Empfehlungen für die Vollwert-Ernährung aus,
bevorzugen Sie das einheimische Angebot der
Jahreszeit. Berücksichtigen Sie ferner, daß
vollwertige Lebensmittel, vor allem, wenn sie
unerhitzt gegessen werden, einen hohen Sättigungswert haben und daher eventuell kleinere Mengen
als bisher ausreichen. Kaufen Sie nur das ein, was
Sie unbedingt benötigen; sogenannte „Sonderange-
bote” verleiten dazu, mehr in den Einkaufswagen
zu packen, als gebraucht wird.
Nutzen Sie mal den Spaziergang zum „kostenlosen
Einkauf in der Natur”, z. B. junge Löwenzahn-
und/oder Brennesselblätter für einen Frühlings-
salat; Holunderblüten zum Ausbacken in Pfann-
kuchenteig oder für Tee; Himbeer- oder Brombeer-
blätter für Tee, Walderdbeeren, Blaubeeren oder
Brombeeren für den Frischkornbrei, für Kalt-
schalen, Desserts oder Brotaufstriche. Aber
sammeln sie möglichst nur dort, wo die Umwelt
noch in Ordnung ist.
Ebenso wichtig wie der richtige Einkauf ist das
wertschonende Zubereiten der Lebensmittel.
Vielleicht muß auch hier ein Prozeß des Umdenkens
einsetzen, z. B.: Wie kann ich ohne viel Mehraufwand an Zeit meine Arbeit schaffen, in welcher

Reihenfolge sind die Gerichte fertigzustellen? Auf
S. 26 ff. sind einige Küchengeräte aufgeführt, die
zur Vollwert-Ernährung gehören und Ihnen die
Arbeit erleichtern werden. Ein Teil davon dürfte in
jedem Haushalt vorhanden sein. Sonst bietet sich
sicherlich einmal die Gelegenheit für diese oder
jene Neuanschaffung: In meiner Familie hat es auch
– wie bereits erwähnt – mit Omas Kaffeemühle
angefangen. Und erst nach einigen Monaten, als
feststand, daß Vollwertkost bei uns „Dauer-Ernäh-
rung" werden würde, haben wir zunächst eine
Getreidemühle und Gemüseraffel angeschafft. Das
bedeutete für mich nicht nur weniger Arbeits-,
Zeit- und Geldaufwand, sondern auch mehr Freude
durch Erfolgserlebnisse, vor allem beim Backen.
Die übrigen Geräte habe ich mir nach und nach
zugelegt.
Meine Kinder haben mir von Anfang an bei der
Zubereitung, vor allen Dingen beim Backen
geholfen, und manche Rezepte sind nach ihren
Wünschen und Ideen entstanden.
Sie decken auch bereits am Abend den Frühstücks-
tisch nett ein, während ich die Vorbereitungen für
den Frischkornbrei treffe: Arbeitsbrett, Messer,
Obst, Nüsse, Leinsamen, Schüssel etc. Meine letzte
Tätigkeit vor dem Zubettgehen ist meistens das
Schroten und Einweichen des Getreides.
Für die Mittags- bzw. Abendmahlzeiten heißt es:
zuerst die Kochkost vor- bzw. zubereiten,
während der Garzeiten die Frischkostsalate
herrichten.

Am Freitagnachmittag wird bei mir für das
Wochenende bzw. die nächste Woche ge-
backen.
Eine gute Hilfe werden sicherlich die Rezepte
dieses Büchleins sein; sie sind zu Hause und in
meinen Kursen vielfach erprobt. Sie dürften auch
Ihnen gelingen. Lesen Sie sie zuerst ganz durch (die
Abkürzungen sind auf S. 31 erläutert), und dann:
„Frisch gewagt, ist halb gewonnen!"

Ich wünsche Ihnen Erfolg und guten Appetit!

Geräte, die Ihnen die Arbeit
in der Vollwertküche erleichtern:

Getreidemühle, der Größe der Familie und dem
täglichen Mahlbedarf entsprechend wählen, hand-
oder maschinenbetrieben.
Ist bereits eine Küchenmaschine vorhanden: es gibt
zu fast allen Typen Mahlvorsätze.
Die Auswahl der Getreidemühle sollte nach
individuellen Gesichtspunkten erfolgen. Schauen
Sie sich die Mühlen nicht nur an, sondern lassen Sie
sich beraten und die Mühlen vorführen.

Gemüseraffel, entweder als Vorsatz für die
Getreidemühle oder Küchenmaschine oder eine
gute Handraffel (s. Abb.) oder eine elektrisch
betriebene Gemüseraffel, jeweils mit mehreren
Trommeln oder Scheiben

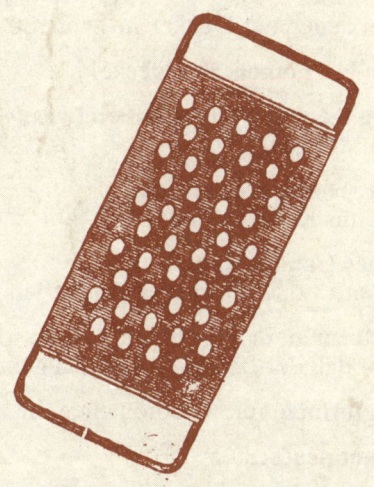

Dünsteinsatz, passend für alle Topfgrößen (s. Abb.)

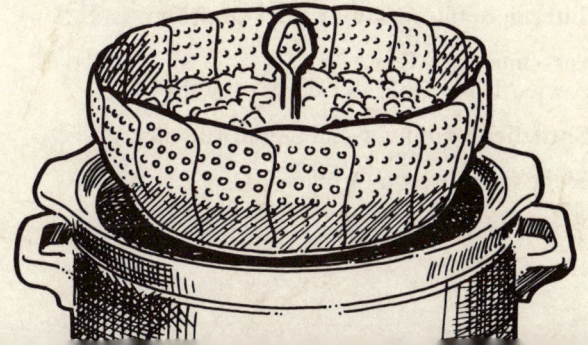

Töpfe, bei denen der Deckel gut schließt

fettsparende Pfannen, mit Deckel

Küchenwaage und Diät- oder Briefwaage
für kleine Mengen

Backschüssel zum Brotbacken,
möglichst aus Keramik oder Edelstahl

elektrisches Handrührgerät,
eventuell mit verschiedenen Zusatzteilen

Brotbackformen, in Anzahl und Größe so
bemessen, daß der Backofen optimal genutzt wird

1-2 Springformen, mit Rodonkucheneinsatz

1-2 Tortenbodenformen

Auflaufformen in verschiedenen Größen

Kuchenrolle und Teigrädchen

Kuchengitter, rund und eckig

Litermaß, bitte auf Genauigkeit prüfen (s. S. 116)

verschiedene Messer
sowie Messerschärfer oder Wetzstahl

Spritzbeutel mit verschiedenen Tüllen

Siebe in mehreren Größen

Keimgerät, einschließlich Sieb und Reinigungs-
bürste (nur für das Keimgerät verwenden)

Knoblauchpresse mit feinen Löchern

Arbeitsbretter in verschiedenen Größen,
möglichst mit Saftrille

Salatschleuder, in der das Wasser aufgefangen
werden kann

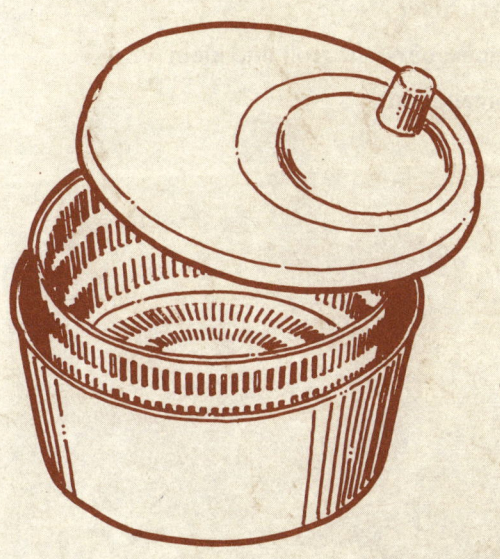

Wasser- und Fettpinsel in mehreren Größen

Backtrennpapier

Klarsichtfolie, nur begrenzt Alufolie

Teigschaber in verschiedenen Ausführungen

Schneebesen, groß und klein

Holzrührlöffel, groß und klein

Sparschäler

Gemüsebürsten, groß und klein

Dörrapparat

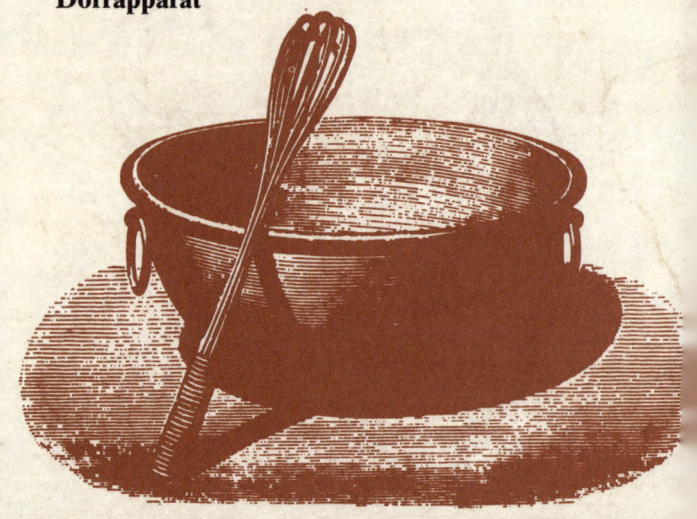

Abkürzungen

g	=	Gramm
kg	=	Kilogramm
l	=	Liter
Pr.	=	Prise
Msp.	=	Messerspitze
Lsp.	=	Löffelspitze
Tl	=	Teelöffel, immer gestrichen voll
El	=	Eßlöffel, immer gestrichen voll
P.	=	Päckchen
geh.	=	gehäuft oder gehackt
gem.	=	gemahlen
ger.	=	gerieben
gepr.	=	gepreßt
gestr.	=	gestrichen
ungeh.	=	ungehärtet
Vm-Salz	=	Vollmeersalz
K-Salz	=	Kräutersalz
Wv-Mehl	=	Weizenvollkornmehl
Rv-Mehl	=	Roggenvollkornmehl
V-Paniermehl	=	Vollkornpaniermehl

I. Frischkorn-Frühstück
– und viele Variationen

Grundrezept A
Pro Person ca. 3 El = 40-50 g keimfähiges Getreide
(Weizen, Dinkel, Roggen, Gerste) oder Hirse oder
Buchweizen oder eine Mischung aus verschiedenen
Getreidearten
Grob schroten und mit knapp der doppelten Menge
kaltem Leitungswasser oder stillem Mineralwasser
verrühren, Schüssel gut abdecken und bei einer
Temperatur nicht über 18-20° C mindestens 4,
längstens 12 Stunden quellen lassen.

Grundrezept B
Pro Person ca. 3 El Nackthafer. Er wird nicht
eingeweicht, sondern sofort nach dem Schroten
zum Frischkorn-Frühstück zubereitet. Er könnte
sonst leicht bitter werden.

Grundrezept C
Pro Person ca. 3 El nach Dr. Evers angekeimtes
Getreide (s. S. 61), z. B. Weizen, Dinkel, Roggen,
Sprießkornhafer, Sprießkorngerste

Ferner: Pro Person ca. 200 g reifes Obst, nach
Jahreszeit ausgewählt, eventuell ungezuckert
eingefrorenes Obst oder einige 12-24 Stunden
eingeweichte Trockenfrüchte
pro Person 1 Tl - 1 El verschiedene Nüsse
pro Person ca. 1 Tl Leinsamen, frisch gequetscht
oder über Nacht eingeweicht

pro Person etwas Sahne, Milch, Dickmilch,
Joghurt (Bioghurt), Kefir

**Und so können Sie den Frischkornbrei immer
wieder schmackhaft zubereiten:**

1.Tag
Weizen und Hirse, besonders lecker
frische Ananas, gewürfelt, Apfel, gerieben,
Banane, gewürfelt, Saft von 1 Apfelsine, geschla-
gene Sahne, Leinsamen, frische Kokosraspeln,
Hauch Vanille
Garnitur: 1 Tupfer Schlagsahne, 1 Stückchen
Ananas oder 1-2 halbe Weintrauben.

2.Tag
Gerste — einfach und schnell zubereitet
Obst nach Jahreszeit: Apfel, Birne, zusammen mit
Haselnüssen grob raffeln, Sahne, Zitronensaft
Garnitur: Mit leicht geröstetem Sesam bestreuen.

3.Tag
Dinkel-Beeren-Müsli, darauf fliegen Kinder
Apfel, gerieben, Banane, gewürfelt, frische oder
tiefgefrorene Erd-, Him- oder Blaubeeren,
Pinienkerne, Sahne, Hauch Vanille
Garnitur: Einige Pinienkerne und Beeren.

4. Tag
Roggenkeimlinge nach Dr. Evers
mit Trockenfrüchten

Apfel, gerieben, Apfelsine, gewürfelt, eingeweichte
Rosinen/Weinbeeren/Korinthen, Feigen mit
Einweichwasser, Bioghurt, Hauch Delifruit
Garnitur: Pro Person 1 Paranuß in Scheibchen,
Mandarinen- oder Apfelsinenspalten.

5. Tag
Frischkorn-Frühstück einmal anders:
Grünkern mit Möhren

Apfel, gerieben, Möhren, fein geraspelt, Hasel-
nüsse, Bioghurt, Hauch K-Salz, Hefeflocken nach
Geschmack, viel kleingeschnittene Kräuter:
Schnittlauch, Petersilie, Kerbel, Dill
Garnitur: Frische Kräuter, Radieschenscheiben
oder Tomaten-Achtel.

6. Tag
Frischkornbrei „Herbstliche Variation”:
morgens geschroteter Hafer

Zwetschgen, Apfel, Birne, Dickmilch, Walnußkerne, Hauch Delifruit, eventuell wenig Birnendicksaft
Garnitur: ½ Zwetschge und 1 kleines Stück
Honig-Marzipan auf die Schnittfläche drücken und
darauf ½ Walnußkern.

7. Tag
Frischkornbrei „rot-schwarz":
Gerste mit Beeren
frische oder tiefgefrorene rote Johannisbeeren,
eingeweichte Korinthen, Äpfel und braune
Mandeln, grob geraffelt, Dickmilch
Garnitur: Beeren und Korinthen.

8. Tag
„Das süße Müsli": Dinkelkeimlinge nach Dr. Evers
Birne, gewürfelt, Honig- oder Wassermelone,
gewürfelt, Apfel, gerieben, Schlagsahne, eventuell
Zitronensaft, gem. Cashewkerne
Garnitur: Cashewkerne und Melonenstückchen.

9. Tag
Das Sauermilch-Frühstück: Gerste mit Datteln
in Butter- oder Schwedenmilch eingeweichte,
geschrotete Gerste, Apfel und Birne, gestiftelt,
frische oder tiefgefrorene Datteln in Streifen,
gem. Mandeln
Garnitur: ½ Dattel, darauf 1 weiße Mandel.

10. Tag
„Die Müsli-Sonne":
Dinkel oder Weizen auf Ananasscheibe
Äpfel, gerieben, Kokosraspeln, Bioghurt,
Leinsamen, gekeimte Sonnenblumenkerne
Serviervorschlag: Müsli auf einer Scheibe Ananas
anrichten und aus Sonnenblumenkernen die
Strahlen legen.

11. Tag
Weizenkeimlinge, besonders fein
Äpfel, gerieben, frische oder tiefgefrorene
Erdbeeren, geschlagene Sahne, Leinsamen, Hauch
Vanille
Garnitur: Tupfer Schlagsahne, darauf geröstete
Mandelblätter, 1 schöne Erdbeere.
Das schmeckt der ganzen Familie!

12. Tag
Sechskorn, in Schwedenmilch eingeweicht
Äpfel, gerieben, wenig Banane, gewürfelt, Hauch
Zimt, gehackte Walnüsse, Leinsamen, eventuell
Sahne
Garnitur: Pürierte/gemixte eingeweichte Pflaumen,
Feigen, Rosinen als Soße darübergießen.

13. Tag
Wer's nicht immer süß mag:
Ganzer Buchweizen, pikant
zerkleinertes Gemüse, wahlweise Möhren,
Kohlrabi, Rettich, Zucchini, Paprika; viel frische
Kräuter: Schnittlauch, Petersilie, Pimpinelle,
Sauerampfer, Löwenzahn; Dickmilch, Hauch
K-Salz, Muskatblüte oder Pfeffer (je nach
Gemüsesorten), Hefeflocken nach Geschmack
Garnitur: Sojakeimlinge auf Tomatenscheibe oder
Salatblatt.

14. Tag
Für Vergeßliche:
Obstsalat mit fein gemahlenem Weizen
− sollte aber nicht die Regel sein! −
Obstsalat aus Obst nach Jahreszeit, Sauermilch,
frische Vollmilch und Sahne getrennt dazu reichen,
einige ca. 12 Stunden eingeweichte Haselnußkerne.
Obstsalat auf Teller geben, mit fein gemahlenem
Weizen überstreuen, Milch darübergießen, mit
Haselnüssen garnieren.

II. Das Pausenbrot
− aber vollwertig

In der Vollwert-Ernährung werden drei Mahlzeiten
pro Tag empfohlen. Nach Möglichkeit sollte nicht
zwischendurch gegessen werden bzw. nur dann,
wenn sich Hunger einstellt. Appetitlaunen dürften
wir nicht nachgeben!

1. Tag:
1-2 Scheiben Vollkorn-Knäckebrot, dünn mit
Butter oder Kräuterquark bestrichen

2. Tag
½ Apfel und einige Haselnußkerne

3. Tag
1 dünne Scheibe Vollkornbrot, mit Frischkäse und
Dattel-Orangen-Mus bestrichen, ohne Butter

4. Tag
1 Scheibe Ananas, gewürfelt (Frischhaltedose und Kuchengabel)

5. Tag
Kinder lieben Überraschungen: 1 Kokosecke

6. Tag
1 Stück Apfel, Birne, Banane oder 2 Stück Aprikosen, Zwetschgen, gründlich gewaschen und getrocknet

7. Tag
1 Stück Honig- oder Wassermelone, gewürfelt (Frischhaltedose und Kuchengabel)

8. Tag
1 Vollkornbrötchen, dünn mit Butter bestrichen, 1 Scheibe Rettich und/oder Gurke, Tomate

9. Tag
⅛ l Butter- oder Schwedenmilch, 1 El frische Beeren (Frischhaltedose und Löffel)

10. Tag:
1 Scheibe Vollkornbrot oder 1 Vollkornbrötchen, wahlweise wie folgt fertig gemacht:
— mit Butter und Käse
— mit Butter und Bananenscheiben
— mit Butter, Salatblatt, Tomatenscheiben
— mit Nuß-Mix mit Honig — ohne Butter
— mit Sesam-Mus — hier bleibt die Butter weg
— mit anderen vegetarischen Aufstrichen

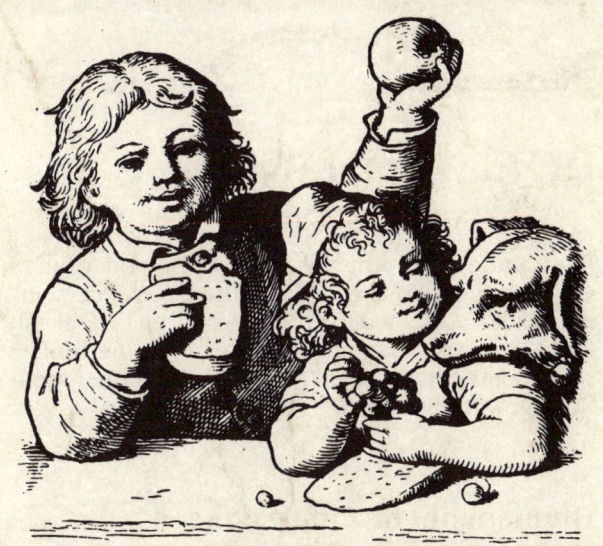

11. Tag:
1 Möhre, in Stifte geschnitten oder grob geraffelt, mit 1 Tl Zitronensaft vermischen und 1 Tl Sonnenblumenkerne darüberstreuen (Frischhaltedose und Gabel/Löffel)

12. Tag:
3-4 Dreikorn-Kräcker, eventuell mit Butter oder Frischkäse bestrichen

13. Tag:
1 geh. El Dickmilch und einige Obstwürfel (Frischhaltedose und Löffel)

14. Tag:
1 Stück Dinkel-Nuß-Rosinen-Kuchen (s. S. 123) als besondere Überraschung.

III. Ein bunter Reigen: Frischkostsalate

Die Zutaten sind entweder für 1 Person oder für 4-6 Personen berechnet. Sie richten sich nach dem individuell verschieden großen Anteil an Frischkost und Kochkost. Die Mengenangaben für die Tunken sind Richtwerte, je nachdem ob weniger oder mehr Soße gewünscht wird.

Blumenkohl in Zimt-Sahne

¼ - ½ Kopf Blumenkohl, 1 großer Apfel, 1 große Banane, 1 El Haselnüsse oder frische Kokosraspeln, 1 El Weinbeeren/Rosinen
Tunke: ⅛ l Sahne, 1 El Bioghurt, 1 Pr. Vm-Salz, etwas Zitronensaft, Zimt nach Geschmack

Und so machen Sie's: Blumenkohl und Apfel putzen und gründlich waschen, Banane zerdrücken und sofort mit Zitronensaft verrühren. Sahne halbfest schlagen und mit Bioghurt zur Banane geben, Kokosraspeln und Weinbeeren unterheben. Blumenkohl, Apfel und Haselnüsse grob raffeln, in die fertige Tunke geben, abschmecken.

Garnitur: Rote oder grüne Apfelspalten oder Clementinenscheiben.

Chicorée mit Apfel und Nüssen

Pro Person: 1 Stange Chicorée, ½ Apfel,
5 Haselnüsse in Scheiben
Tunke pro Person: ½ El Sahne, ½ El Dickmilch, 1 Tl
Zitronensaft

Und so machen Sie's: Chicorée waschen, längs
halbieren. Strunk probieren, wenn er zu bitter ist,
entfernen. Chicorée in ½ cm breite Streifen
schneiden. Apfel waschen, halbieren, entkernen,
fein stifteln. Chicorée und Apfel in der Tunke
anrichten, mit Haselnußscheiben bestreuen.

Tip: Achten Sie beim Kauf von Chicorée darauf,
daß die Stauden weißgelb und geschlossen sind.
Sie dürfen nicht welk sein.

Chinakohl mit Obst

Pro Person: 2-3 Blätter Chinakohl, ½ Stange
Chicorée, ½ Clementine oder Apfelsine, ¼ Scheibe
frische Ananas, ¼-½ Apfel, 4 grob gehackte Nüsse
oder Mandeln
Tunke pro Person: 2 El Sahne, 1 El saure Sahne oder
Bioghurt, etwas Zitronensaft, frisch gem. Pfeffer,
etwas Kurkuma-Gewürz (Gelbwurz), 1 Pr. Vm-Salz

Und so machen Sie's: Chinakohl und Chicorée-
blätter gründlich waschen, in der Salatschleuder

schleudern oder mit einem Tuch gut trocknen, in
Streifen schneiden.
Obst vorbereiten und würfeln, alles mit der Tunke
mischen, abschmecken.

Garnitur: Clementinen- oder Apfelsinenspalten
oder Streifen von rotem Paprika.

Tip: Die benötigte Menge Chinakohl „abblättern",
den Kopf nicht von der Spitze her anschneiden,
dann welkt er schnell. Den Rest in Klarsichtfolie
einschlagen, er hält sich im Gemüsefach des
Kühlschrankes 8-14 Tage.

Eisbergsalat-Schiffchen mit Gemüsesoße

*1 Kopf Eisbergsalat, 2 Apfelsinen oder 3 Clementi-
nen, 1 große Banane, je ½-1 Paprikaschote rot, gelb,
grün, 2 El feine Erbsen, 1 Möhre*
*Tunke: Saft von ½-1 Zitrone, 200 g saure Sahne oder
Crème fraîche, 100 g Bioghurt, 2 El kalt gepreßtes
Distelöl, Vm-Salz, K-Salz, frisch gem. Pfeffer, Curry
nach Geschmack, 1 Spritzer pflanzliche Flüssigwürze*

Und so machen Sie's: Eisbergsalat putzen, waschen,
gründlich nachsehen (Schnecken), in Viertel oder
Sechstel schneiden, auf Salatteller legen. Gemüse
und Obst putzen, fein zerkleinern und in der Soße
anrichten, abschmecken. Alles über die Salatschiff-
chen geben.

Tip: Dieser Serviervorschlag bringt Abwechslung in die Frischkost-Palette. Auf diese Weise sollten Sie den Eisbergsalat aber nur dann anrichten, wenn er einwandfrei sauber ist. Sonst schneide ich ihn in Viertel oder Sechstel und dann quer in 1 cm breite Streifen und vermische sämtliche Zutaten mit der Soße.

Endivien „Eichhörnchen"

1 Kopf Endivien- oder Frisée- oder Eichblattsalat oder Brauner Römer, 1-2 Äpfel, etwa 10 Haselnüsse oder 2 El Sonnenblumenkerne
Tunke: 1 El Obstessig, 1-2 El Bioghurt, 1-2 El Sahne,

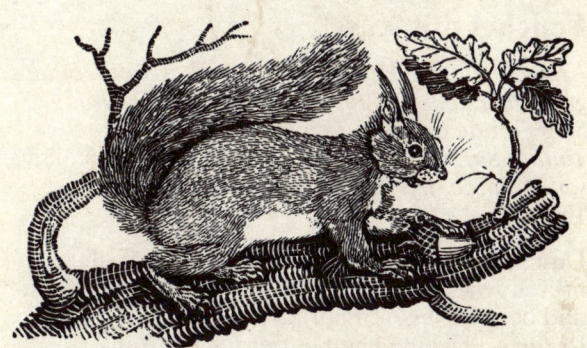

1-2 El Kaltpreßöl, ¼ Tl Senf, 1 Spritzer pflanzliche Flüssigwürze, frisch gem. Pfeffer, eventuell Ahornsirup

Und so machen Sie's: Salat putzen, in einzelne Blätter zerlegen, waschen, trocken schleudern. Blätter zusammennehmen und in feine Streifen, Äpfel in kleine Würfel oder Stifte schneiden und zusammen mit dem Salat in die Tunke geben. Mit den Nüssen bestreut servieren.

Tip: Salate wie Endivien, Chicorée werden meistens wegen der Bitterstoffe abgelehnt. Geben Sie Äpfel oder Apfelsinen oder Bananen dazu, sie verfeinern den Geschmack.

Fenchel mit Käse

1 frische Fenchelknolle, je ½ Paprikaschote rot und grün oder gelb, 2 mittelgroße Tomaten, 1 Orange, 50 g Gouda oder Leerdammer Käse
Tunke: Saft von ½-1 Zitrone, 2 El Kaltpreßöl, etwas saure Sahne, frisch gem. Pfeffer, Paprika mild, Vm-Salz

Und so machen Sie's: Fenchelknolle gründlich prüfen, waschen, grob raffeln. Grün abschneiden und beiseite legen. Paprika waschen, halbieren, Kerne und weiße Haut entfernen, würfeln.

Tomaten waschen, trocknen und in Scheiben
schneiden, Orange und Käse fein würfeln.
Alle Zutaten in der Tunke anrichten.

Garnitur: Zartes Fenchelgrün.

Gurke im Tomatenkranz: „Rot-grün-weißer Teller"

*1 Salatgurke, 4-5 Tomaten gleicher Größe,
2 hartgekochte Eier oder 100 g Schafs-Frischkäse,
frische Kräuter: Borretsch, Schnittlauch, Pimpinelle, Kresse und Basilikum, Sojabohnenkeimlinge
Tunke: ½ El Kartoffelessig, 2 El Kaltpreßöl, 2 El
Bioghurt oder saure Sahne, K-Salz, 1 Knoblauchzehe (in Öl gepreßt), 1 Msp. Brennesselsenf, 1 geh.
Zwiebel, 1 Tl Hefeflocken, eventuell 1 Tl Ahornsirup*

Und so machen Sie's: Gurke und Tomaten
gründlich waschen und trocknen. Gurke mit dem
Sparschäler schälen, quer halbieren und mit dem
Sparschäler lange Streifen abhobeln. In der Mitte
eines großen Salattellers anrichten. Die Tomaten in
gleichmäßig dicke Scheiben schneiden, um die
Gurkenstreifen legen und mit gehackten Eiern oder
mit zerbröckeltem Schafs-Frischkäse bestreuen.
Die Tunke über die Gurke geben, mit frischen,
kleingeschnittenen Kräutern bestreuen, Sojabohnenkeimlinge als Kranz zwischen Gurke und
Tomaten legen.

Tip: Schneiden Sie die Salatgurke nicht immer in Scheiben. Hobeln Sie sie wie oben oder raffeln Sie sie mit der groben Lochraffel.

Kohlrabi in Tomatentunke

1-2 Kohlrabi, je nach Größe, 1 mittelgroße Zwiebel Tunke: ca. 1/8 l saure Sahne, 1 El Tomatenmark, 1 Pr. Kräutersalz, 1 El Schnittlauchröllchen

Und so machen Sie's: Kohlrabi schälen, grob raffeln, Herzblättchen waschen und klein schneiden. Zwiebel fein hacken. Alles in der Tunke anrichten.

Garnitur: Tomatenscheiben und Schnittlauchröllchen.

Kopfsalat mit Keimlingen und Kräutern

1 Kopf Salat, Senfkeimlinge, Sojakeimlinge und Kresse (aus dem Keimgerät), frische Kräuter quer durch den Garten: Löwenzahn, Marienblümchen, junge Comfreyblätter, Schafgarbenblätter, 1-2 Salbeiblätter, Spinat, Schnittlauch, Borretsch etc. Tunke: Saft von 1/2-1 Zitrone oder 1 El Obstessig, eventuell 1 Tl Honig oder Dicksaft, etwas Bioghurt oder saure Sahne, 1/4 Tl Senf, 1 Spritzer pflanzliche Flüssigwürze, frisch gem. Pfeffer, 2-3 El kalt gepreßtes Sonnenblumenöl

Und so machen Sie's: Den Salat putzen, in Blätter zerlegen, waschen, trocken schleudern. Die Blätter durch die Rippe hindurch teilen, klein zupfen. Mit den fein zerkleinerten Kräutern und den abgespülten Keimlingen vorsichtig in der Tunke anrichten.

Garnitur: Radieschenblüten oder Tomaten-Achtel.

Tip: Nichtkeimende Sojabohnen aussortieren!

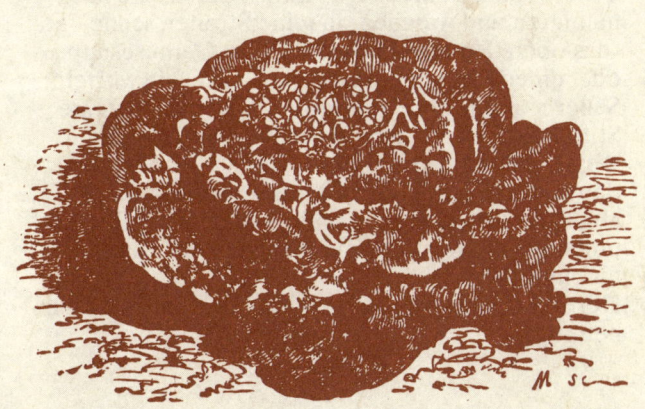

Lauchsalat (Porree)

*1-2 Stangen Lauch (nur das Feine), 1 Apfel,
1-2 milchsaure Gurken oder ein Stück frische
Salatgurke, 1 Stückchen Sellerie, 1 Möhre,
½ Zucchini, eventuell 1 Kolben Zuckermais, 2 El
frische oder tiefgefrorene Erbsen
Tunke: Saft von ½-1 Zitrone, etwas milchsaure
Flüssigkeit, ⅛ l Sahne (halbsteif geschlagen), 1 El
Bioghurt, 1 El kalt gepreßtes Distelöl. 1 Pr. Vm-Salz,
frisch gem. Pfeffer, eventuell 1 Pr. K-Salz, eventuell
1 Knoblauchzehe (in Öl gepreßt), Senfkeimlinge*

Und so machen Sie's: Den Lauch der Länge nach
halbieren und waschen, in feine Streifen schneiden
(das obere Ende aufheben für eine Gemüsesuppe
oder einen Eintopf). Apfel und Gurke fein würfeln,
Sellerie und Möhre fein raffeln, Zucchini in feine
Stifte schneiden, frischen Zuckermais in wenig
Wasser mit 1 Pr. gekörnter Brühe ca. 10 Minuten
dünsten, dann mit einem Messer abstreifen,
abkühlen lassen. Senfkeimlinge abspülen. Gemüse
und Obst mit der Tunke vermischen, herzhaft
abschmecken.
Der Salat sieht so hübsch aus, daß er keine Garnitur
benötigt.

Möhren-Salat, besonders fein

Pro Person: 2 Möhren (etwa 150 g), ¼-½ Apfel,
1 kleines Stück Banane, ½ El Cashewbruch
Tunke: Saft von ½-1 Zitrone, gut 1 Tl Ahorncreme,
⅛ l Sahne, 2 El Kaltpreßöl, Hauch gem. Ingwer und
Cayennepfeffer, 1 Pr. Vm-Salz

Und so machen Sie's: Möhren gründlich bürsten,
nur wenn nötig schälen, mittelfein raffeln, Äpfel
gründlich reinigen, trocknen und grob raffeln oder
in feine Stifte schneiden. Banane würfeln.
Alle Zutaten unter die Tunke heben.

Garnitur: Grüne Apfelspalten oder Clementinen-
segmente oder Streifen von frischen Datteln.

Rettich mit Apfel und Sesam

1 Rettich (weiß oder schwarz, lang oder rund),
1-2 Äpfel, 1 Birne, ca. 8 halbe Walnußkerne
Tunke: ⅛ l Sahne (nicht ganz steif geschlagen), 1 El
Bioghurt, ½ El Weinessig, 1 El kalt gepreßtes
Walnußöl, Hauch Pfeffer und Kurkuma oder Curry

Und so machen Sie's: Rettich gründlich bürsten,
nur wenn nötig schälen, Obst gründlich waschen,
halbieren, entkernen und zusammen mit dem
Rettich und den Nüssen grob raffeln. In die
zubereitete Tunke geben und abschmecken.

Garnitur: Halbe Walnußkerne oder leicht
gerösteter Sesam.

Tip: Sesam in der trockenen Pfanne bei mittlerer
Hitzezufuhr so lange unter Schütteln oder Rühren
rösten, bis er zu springen anfängt . Sofort in eine
Schüssel geben, da er in der heißen Pfanne
nachrösten würde.

Rote Bete mit Sanddorn

*Pro Person: je ca. 80 g rote Bete und Äpfel,
ca. ¼ Banane, ca. 1 Tl Sanddorn mit Honig
Tunke pro Person: je 40 g süße Sahne und Bioghurt
oder saure Sahne, 1 Pr. Vm-Salz, 1-2 El Drei-Frucht-
Öl (= kalt gepreßtes Sonnenblumen-, Weizenkeim-
und Leinöl)*

Und so machen Sie's: Rote Bete gründlich bürsten
und nachsehen, eventuell schälen, Äpfel waschen,
trocknen und mit der roten Bete zusammen
mittelgrob raffeln. Banane längs zweimal teilen und
dann würfeln. Alle Zutaten zur Tunke geben und
unterheben.

Garnitur: Birnen-, Apfel- oder Pampelmusen-
spalten.

Rotkohl mit Äpfeln und Nüssen

Pro Person: je ca. 100 g Rotkohl und Äpfel, 20 g Hasel- oder Paranüsse, eventuell 1-2 Tl Sanddorn mit Honig
Tunke pro Person: ca. 40 g saure Sahne oder halb saure Sahne, halb Bioghurt, etwas Obstessig oder Zitronensaft, 1 Pr. Vm-Salz, Delifruit nach Geschmack, aber sparsam

Und so machen Sie's: Rotkohl und Äpfel putzen, zusammen mit den Nüssen grob raffeln, in die Tunke geben und abschmecken.

Garnitur: Mit Weizen- oder Dinkelkeimlingen bestreuen.

Tip: Den angeschnittenen Rotkohl sofort mit Frischhaltefolie abdecken. Im Gemüsefach des Kühlschrankes aufbewahren.

Salatplatte mit Keimlingen und Kräutersoße

Kopfsalat, Radicchio, Chicorée, Löwenzahnblätt-chen, Weißkohl, Radieschen, Gurken, Tomaten, rote Bete, fein geraffelt, Spinatblätter, Möhren, fein geraffelt — was die Jahreszeit an Gemüse bietet, eignet sich für diese bunte Platte. Keimlinge: Kresse, Sojabohnen, Linsen

Soße: 200 g Kräuter-Frischkäse, 125 g Kräuterquark, ⅛ l saure Sahne oder Bioghurt, eventuell mehr, etwas Zitronensaft, 1 Spritzer Flüssigwürze, 1 klitzeklein geschnittene Zwiebel, 1 Knoblauchzehe, in Öl gepreßt, eventuell Vm- und K-Salz, viel frische (oder eventuell getrocknete, gerebelte) Kräuter: Pfefferminz, Petersilie, Schnittlauch, Kerbel, Sauerampfer, Pimpinelle, 1-2 Blättchen Estragon und Salbei, 1 Zweiglein Thymian, besser Zitronenthymian, Senfkeimlinge

Und so machen Sie's: Das Gemüse putzen, trocknen, entsprechend zerkleinern und auf einer

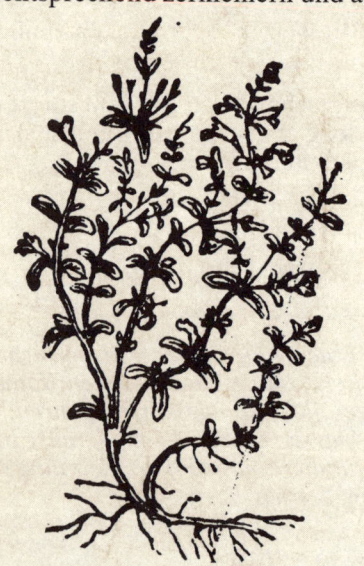

Platte hübsch anrichten. Kräutersoße bereiten. Wenn Ihnen das Kräuterschneiden nicht so sehr liegt, geben Sie alle Zutaten in den Mixer und lassen sie kurz durchlaufen, oder Sie arbeiten alle Zutaten mit dem Pürierstab durch.

Garnitur: Ei-Achtel, Mandarinen- oder Apfelsinen-spalten, Tomatenscheiben, frische Champignons etc.

Tip: Die Kräutersoße ist sehr lecker. Bereiten Sie reichlich zu, sie wird bestimmt gern gegessen (schmeckt auch zu einer Scheibe Brot, zu Pell-kartoffeln etc.).

Sauerkraut mit Rosinen

Pro Person: ca. 80 g frisches Sauerkraut,
ca. ¼ Apfel, ca. 10 Rosinen, ungeschwefelt,
6-8 Haselnüsse in Scheiben, leicht geröstet
Tunke pro Person: ½ El saure Sahne, 1 Tl kalt
gepreßtes Sonnenblumenöl, eventuell etwas
Zitronensaft, Zimt nach Geschmack

Und so machen Sie's: Sauerkraut etwas zerkleinern, Apfel gründlich waschen, trocknen, halbieren, entkernen und in feine Stifte schneiden, Rosinen waschen. Alle Zutaten mit der Tunke vermengen, fein mit Zitrone und Zimt abschmecken.

Garnitur: Ananasstückchen oder Apfelspalten.

Schwarzwurzeln mit Kokosnuß

*Pro Person: 1-2 Stangen Schwarzwurzeln, ½ Möhre,
¼ Apfel, ca. 20 g frische Kokosraspeln oder Hasel-
oder Paranüsse in Scheiben*
*Tunke pro Person: etwas Zitronensaft, 1 El kalt
gepreßtes Distelöl, Sahne nach Bedarf oder halb
Sahne, halb Bioghurt, eventuell Hauch Zimt*

Und so machen Sie's: Schwarzwurzeln nicht
bürsten, sondern nur mit dem Sparschäler schälen
(so entfernen Sie die anhaftende Erde und schälen
nicht zu dick), Möhre bürsten, eventuell schälen,
Apfel vierteln, entkernen, Gemüse, Apfel und
eventuell Nüsse mittelfein raffeln und sofort in der
Tunke anrichten, abschmecken.

Garnitur: Apfelsinen- oder Clementinenscheiben,
darauf Kokosraspeln.

Tip: Im Herbst kommen frische Kokosnüsse auf
den Markt. Sie sind dann besonders preiswert.
Mein Vorschlag: Kaufen Sie gleich mehrere
Kokosnüsse, raffeln Sie das Fleisch fein und frieren
es portionsweise für Frischkornbrei, Salate oder
Garnituren ein.
Beim Einkauf der Kokosnüsse darauf achten, daß
sie nicht beschädigt sind; beim Schütteln der Nüsse
sollten Sie die Milch im Innern hören können. Die
Milch, gut gekühlt, ist ein köstliches Getränk. Sie
kann aber auch für eine Salatsoße verwendet
werden.

Sellerie-Möhren-Salat
(schneller Reste-Salat)

1 Stück Sellerie, 1-2 Möhren, 1 rote Bete, 1 Stück Rettich, 1-2 Äpfel, verschiedene Nüsse, Butter- oder Schwedenmilch nach Bedarf

Und so machen Sie's: Gemüse putzen und zusammen mit den Nüssen mittelfein raffeln. In Butter- oder Schwedenmilch anmachen.

Garnitur: Diverse Nüsse oder Weizenkeimlinge.

Spargel in Melone

Pro Person: ca. 125 g Spargel, ¼ Apfelsine, je ¼ rote und gelbe Paprika, 1 Stück Honig- oder Cantaloupe-Melone, einige Walnußkerne
Tunke: knapp ⅛ l Sahne (steif geschlagen), 1 El Crème fraîche, 1 El Kräuterquark, eventuell 1 Tl Cognac, viel Schnittlauch und Dillspitzen, eventuell Vm-Salz und Pfeffer

Und so machen Sie's: Spargel schälen, in ½ cm dicke Scheiben schneiden, einschließlich Spitzen, Apfelsine und Paprika fein würfeln, Melonenfleisch mit dem Kartoffelbohrer herauslösen oder würfeln, Walnußkerne grob hacken. Alles in der fertigen Tunke anrichten, mit kleingehackten Kräutern bestreuen.

Garnitur: Es sieht besonders hübsch aus, wenn der Spargelsalat in die Melonenhälften gefüllt und mit reichlich Dill überstreut wird.

Tip: Für dieses Rezept, aber auch für eine Suppe oder einen Auflauf, können Sie den preiswerteren Suppenspargel oder Spargelbruch verwenden.

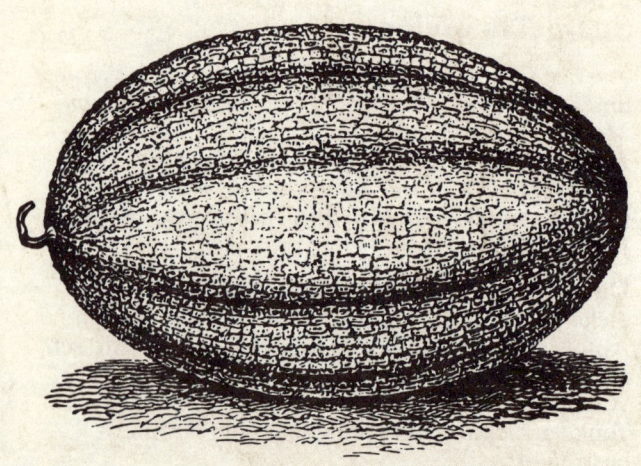

Spinat mit Weintrauben

*100 g Spinat, 80-100 g Weintrauben, blau und/oder
grün, 1-2 hartgekochte Eier, 1 Apfel, 1 Zwiebel
Tunke: Saft von 1-2 Orangen und ½ Zitrone, 2 El
kalt gepreßtes Sonnenblumenöl, 1 Tl Kräutersenf,
1 Pr. Vm-Salz, frisch gem. Pfeffer, eventuell 1 Tl
Ahornsirup, eventuell 1 El saure Sahne*

Und so machen Sie's: Den Spinat verlesen,
gründlich waschen, trocken schleudern. Die
Weintrauben warm waschen, trocknen, halbieren,
entkernen. Die Eier mit dem Eierschneider einmal
längs und einmal quer schneiden, Apfel und
Zwiebel fein hacken. Den Spinat zu Bündeln
zusammennehmen: in ein größeres Blatt mehrere
kleine Blätter wickeln und dann in Streifen
schneiden. Mit den übrigen Zutaten vorsichtig in
der Tunke anrichten und sofort servieren.

Garnitur: Einige halbierte, entkernte Trauben.

Tip: Wenn Sie einen Garten haben, sollten Sie
Neuseeländer Spinat anbauen. Er schießt nicht und
versorgt Sie den ganzen Sommer über bis in den
späten Herbst mit kräftigen Spinatblättern. Er
enthält weniger Oxalsäure. Neuseeländer Spinat
eignet sich als Bodendecker unter Bäumen.

Tomatensalat mit Keimlingen

*Pro Person: 1-2 mittelgroße Tomaten, 2-3 Tl
Sojabohnenkeimlinge, ½ Zwiebel
Tunke pro Person: ½ El Crème fraîche oder saure
Sahne, ½ El Bioghurt, ½ Tl Kaltpreßöl, K-Salz,
1 kleine Knoblauchzehe, in Öl gepreßt, Spur
Koriander, Muskatblüte, frische Kräuter (oder
getrocknet): Schnittlauch, Dill, Basilikum, fein
geschnitten*

Und so machen Sie's: Tomaten waschen und
trocknen, halbieren, eventuell den Strunk
entfernen. Die Hälften in Scheiben schneiden.
Tomaten und fein gehackte Zwiebel in die Tunke
geben. Sojabohnenkeimlinge kurz blanchieren und
über den Salat streuen.

Tip: Bei Sojakeimlingen immer prüfen, ob Sie
Sojabohnen finden, die nicht zum Keimen
gekommen sind. Diese unbedingt aussortieren; sie
könnten Schaden an den Zähnen anrichten!

Gefüllte Tomate auf Blattsalat

*Pro Person 1 mittelgroße Tomate, einige Salatblätter
Füllung: 1 Stück Blumenkohl, 1-2 Äpfel,
3-4 milchsaure Gurken, ½ Schote roter Paprika,
3-4 Paranüsse in Scheibchen, etwas Porree*

Tunke pro Person: 2 El Sahne (steif geschlagen), 1 Tl Bioghurt, 1 Pr. Vm-Salz, etwas Pfeffer, eventuell etwas milchsaure Gurkenflüssigkeit

Und so machen Sie's: Tomaten waschen, trocknen, einen Deckel abschneiden, aushöhlen. Für die Füllung den Blumenkohl putzen, fein raffeln, die Äpfel grob raffeln, Gurken und Paprikaschote ganz klein würfeln, Porree längs halbieren, waschen und in ganz feine Ringe schneiden. Alles in der fertigen Tunke anrichten. Die Tomaten füllen und hübsch auf den Salatblättern anrichten. Füllung, die übrig bleibt, servieren Sie in einer Schüssel, die Sie mit Salatblättern auslegen.

Garnitur: Petersilien- oder Dillsträußchen.

Bunter Weißkohl

Pro Person: ca. 100 g Weißkohl (Spitzkohl, Wirsing), ½ Möhre, für 4 Personen 1 kleines Glas milchsauer eingelegte Tomatenpaprika oder eine kleine, frische rote Paprika
Tunke: 1 El Obstessig, eventuell etwas milchsaure Flüssigkeit, 2-4 El kalt gepreßtes Sonnenblumenöl, 1 El saure Sahne, K-Salz, gem. Kümmel, gem. Koriander, gem. Pfeffer, Hefeflocken, pflanzliche Flüssigwürze

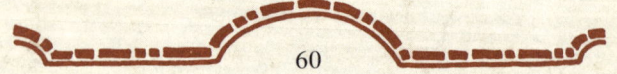

Und so machen Sie's: Weißkohl putzen, Möhre bürsten, nachsehen und zusammen grob raffeln. Tomatenpaprika eventuell etwas zerkleinern, frische Paprika halbieren, Kerne und Trennhäute entfernen, waschen, trocknen und in kleine Würfel schneiden. Alles mit der Tunke mischen.

Garnitur: Apfel- oder Paprikastreifen.

Tip: Den angeschnittenen Weißkohl mit Frischhaltefolie abdecken und im Gemüsefach des Kühlschrankes oder im kühlen Raum aufbewahren.

Zucchini-Salat, besonders fein

1-2 zarte Zucchini (ca. 200 g), 5-6 mittelgroße frische
Champignons oder Steinpilzchampignons,
5-6 Radieschen, 5-6 halbe Walnußkerne, gehackt,
frische Kräuter, z. B. Schnittlauch, Kerbel,
Pimpinelle
Tunke: 3-4 El kalt gepreßtes Walnußöl, ½ El
Zitronensaft oder Weinessig, 1 El süße oder saure
Sahne oder Crème fraîche, 1 Pr. Vm-Salz, 1 Pr.
Pfeffer, ¼ Tl Pilzgewürz, eventuell 1 Tl Ahornsirup

Und so machen Sie's: Zucchini gründlich waschen und trocknen, längs in Scheiben schneiden und diese quer in feine Streifen. Pilze unter fließendem kalten Wasser waschen und trocknen. Radieschen waschen und putzen, nicht schälen. Pilze und

Radieschen mit dem Gurkenhobel hobeln. Alles
sofort in der Tunke anrichten und mit kleingeschnittenen Kräutern bestreuen.

Garnitur: 1-2 Eier, hart gekocht, oder einige
Walnußkerne oder Radieschenblüten.

Tip: Wenn Sie diesen feinen Salat in einem Kranz
aus Tomaten- und Eischeiben anrichten, ist er eine
besondere Augenweide und Gaumenfreude.

IV. Keimlinge/Sprossen

Das Ankeimen von Getreide
Keimlinge finden in der Vollwertküche reichlich
Verwendung, z. B. Keimlinge aus Getreide,
Hülsenfrüchten, Alfalfa, Kresse, Sonnenblumen-
kernen, Senf.
Folgende Getreidesorten eignen sich zum
Ankeimen: Weizen, Dinkel, Roggen, Sprießkorn-
gerste, Sprießkornhafer. Hirse und auch Buchwei-
zen sind geschält, sie eignen sich nicht zum
Ankeimen. Wenn das Getreide gesund ist, sind
80-90% der Körner keimfähig.
Verwenden Sie reichlich Keimlinge von Hülsen-
früchten, dann sollten Sie sie blanchieren (Phasin-
gehalt!).

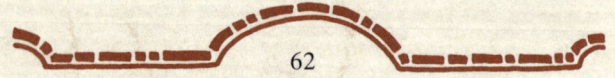

Keimvorgang:

Die gewünschte Menge Getreide oder Hülsenfrüchte in einem Sieb gut abspülen, in ein
Porzellangefäß geben, kaltes Wasser auffüllen, bis
das Wasser mindestens 2-3 cm über den Körnern
steht. Zudecken und 12 Stunden stehen lassen.
Dann auf ein Sieb gießen, kalt abspülen, in das
gereinigte Porzellangefäß zurückgeben, zudecken
und 12 Stunden stehen lassen.

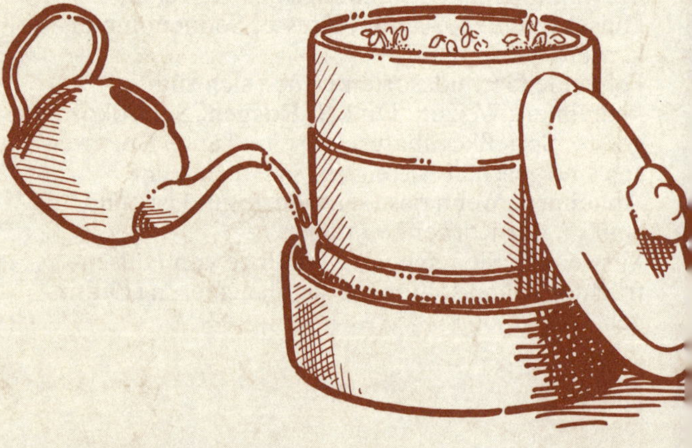

Diesen Vorgang so lange wiederholen, bis sich an den Spitzen weiße Keime zeigen. Das ist nach etwa 3 Tagen der Fall. Roggen braucht eventuell etwas längere, Hafer eventuell etwas kürzere Zeit zum Ankeimen.

Das Ankeimen im Keimgerät
Es sind mehrere Keimgeräte in verschiedenen Größen und Preislagen am Markt, in Plastik oder Ton. Sie sollten die für die vorgesehenen Mengen an Keimlingen richtige Größe wählen.
Beachten Sie die Gebrauchsanweisungen und beginnen Sie mit kleinen Portionen.

V. Suppen, die Sie gern „auslöffeln"

Die Mengenangaben reichen aus für 4-6 Personen, wenn nichts anderes angegeben ist.

Buttermilch mit frischen Beeren oder Vollkornzwieback

Pro Person: 1/8-1/4 l Butter- oder Schwedenmilch, mit hohem Anteil an L (+)-Milchsäure, ca. 80 g frische Beeren, z. B. Erd-, Him-, rote oder schwarze Johannisbeeren, Blaubeeren, oder 1-2 Vollkorn-Zwiebäcke

Und so machen Sie's: Beeren auf Teller verteilen
und mit gekühlter Buttermilch übergießen.
Oder: Vollkorn-Zwiebäcke (s. S. 131) in Stückchen
brechen und mit Buttermilch übergießen. Wer mag,
schmeckt mit etwas Vanille oder Zimt oder Delifruit
ab.

Tip: Besonders bei heißem Wetter zu empfehlen!

Champignoncremesuppe
aus frischen Pilzen

*350 g frische Champignons oder Steinpilzchampi-
gnons, 1 El Zitronensaft, 2 Zwiebeln, 1 El
ungehärtete Pflanzenmargarine, 1 Knoblauchzehe
(in Öl gepreßt), 100 g fein gem. Weizen oder Vollreis,
gekörnte Brühe, Vm- und K-Salz, Pilzgewürz,
1 Schuß süße Sahne oder 2-3 El saure Sahne,
½ Bund Petersilie*

Und so machen Sie's: Champignons unter
fließendem kalten Wasser waschen, etwa 50 g
schöne Pilze gleicher Größe zur Seite legen, die
restlichen grob raffeln und sofort in Zitronensaft
schwenken. Zwiebeln fein hacken und in Pflanzenmargarine hell andünsten, die zerkleinerten Pilze,
den Knoblauch und das Mehl dazugeben, 1,2 l
kaltes Wasser kräftig einrühren, kurz aufkochen
und etwa 8 Minuten ziehen lassen, abschmecken.

Die zurückgelegten Pilze mit dem Gurkenhobel in Scheiben schneiden. Sahne an die Suppe geben. Vor dem Servieren Pilzscheiben und Petersilie einstreuen.

Tip: Wenn Sie einen Teller Salat vorweg essen, genügt diese Suppe als Hauptgericht. Dann gebe ich gern 1-2 hartgekochte, gehackte Eier hinein.

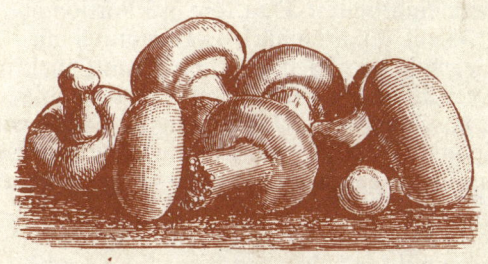

Gemüsebrühe „Juliette" mit diversen Einlagen

1 l Gemüsebrühe (Würfel), pro Person 3 kleine Blumenkohlröschen, 3 Stückchen Spargel, 5 Scheibchen Möhren sowie 1 Tl Erbsen, Petersilie, Schnittlauch
Klößchen: 125 g Milch, 30 g Butter, 50 g Grünkern (fein gem.), 1 Ei, frisch ger. Muskatnuß, Vm- und K-Salz, 1 El Tomatenmark, V-Paniermehl, 1 El Schnittlauch-Röllchen, Knoblauchpulver

Und so machen Sie's: Gemüse vorbereiten und in
wenig Gemüsebrühe kurz garen — es soll noch Biß
haben! Für die Klößchen einen Brandteig
herstellen: Milch mit Butterstückchen zum Kochen
bringen, Grünkernmehl auf einmal hineingeben
und mit dem Holzlöffel so lange rühren, bis sich der
Teig als Kloß um den Löffel schließt und am
Topfboden eine helle Schicht ansetzt, „anbrennt".
3-5 Minuten abkühlen lassen, dann das Ei und die
Gewürze einarbeiten. Den Teig in 3 Portionen
teilen: ⅓ mit Tomatenmark und eventuell mit
V-Paniermehl ausgleichen, ⅓ mit Schnittlauchröllchen verrühren, ⅓ eventuell mit etwas Knoblauch-
pulver abschmecken. Klößchen in der Größe von
Marzipankartoffeln formen, in die heiße restliche
Gemüsebrühe geben und etwa 10 Minuten ziehen
lassen.
Erst jetzt das Gemüse dazugeben. Vor dem
Servieren mit feingehackter Petersilie oder
Schnittlauch bestreuen.

Tip: Die Klößchen lassen sich gut einfrieren: auf
einem Alu-Tablett vorgefrieren, dann portionsweise
abfüllen. Sie behalten so ihre Form und haften nicht
aneinander.

Gerstensuppe mit frischen Gemüsen

100 g Nacktgerste, gut 1 l Wasser, gekörnte Brühe, Endoferm, eventuell Vm-Salz, 1 El saure Sahne, 1 Stich Butter, 100 g Möhren und/oder Sellerie oder halb und halb

Und so machen Sie's: Das Gerstenmehl mit dem kalten Wasser verrühren, zum Kochen bringen und ca. 20 Minuten nachquellen lassen. Gewürze, Sahne, Butter hineingeben. Möhren/Sellerie putzen und vor dem Servieren fein geraffelt zur Suppe geben, nicht mehr kochen.

Garnitur: Leicht gerösteter Sesam oder gehackte Mandeln oder Leinsamen oder 1 Bund Schnittlauch, in Röllchen geschnitten.

Tip: Diese Suppe ist blitzschnell zubereitet, schmeckt auch am Abend bzw. nach einem langen Spaziergang. Sie läßt sich ebenfalls mit Weizen, Dinkel, Grünkern, Reis herstellen.

Hafersuppe mit Früchten

60 g Hafer, frisch zu Flocken geschrotet, ½ l Wasser, ca. 40 g Rosinen/Korinthen (ungeschwefelt), 1-2 zerkleinerte Feigen und/oder Kur-Pflaumen und/oder Datteln, 1 Pr. Vm-Salz, ca. ¼ l warme

Milch, 1 Stich Butter, einige Tropfen Zitronen- oder
Apfelsinensaft, eventuell etwas Honig oder
Birnendicksaft

Und so machen Sie's: Haferflocken in das warme
Wasser einrühren, zum Kochen bringen, von der
Kochstelle nehmen. Trockenfrüchte, Vm-Salz und
Milch nach Bedarf zugeben, 8-10 Minuten quellen
lassen. Verfeinern mit einem Stich Butter und
Zitronen- oder Apfelsinensaft, eventuell süßen.

Garnitur: Etwas Schlagsahne obenauf und ein
farbiges Stück Obst.

Tip: Nehmen Sie statt der Trockenfrüchte frisches
Obst, wird es entsprechend zerkleinert und zum
Schluß roh untergehoben. Eventuell mit Apfel-/
Birnendicksaft süßen. Das Süppchen schmeckt
auch mit Weizen, Dinkel, Gerste, Grünkern oder
Buchweizen.

Kartoffel-Kräuter-Suppe

400 g Kartoffeln, ca. 50 g Möhren, ca. 120 g
Zwiebeln, ca. 100 g Lauch/Porree, 1 Bund frischer
Kerbel, ferner Petersilie, Schnittlauch, junge
Comfrey- und Löwenzahnblätter, Zitronenmelisse,
1 Blättchen Liebstöckel, 3-4 Blättchen Estragon,

wenig Thymian, ¾-1 l Wasser, 1 Gemüsebrühwürfel,
verfeinern mit 100 g saurer Sahne, 1 El Butter, 1 El
Zitronensaft, frisch gem. Pfeffer, Hauch Muskat-
blüte, eventuell gekörnter Brühe

Und so machen Sie's: Kartoffeln und Möhren
gründlich bürsten, eventuell schälen, würfeln.
Zwiebeln hacken, Lauch putzen und in Ringe
schneiden. Alles in dem Wasser mit dem Gemüsebrühwürfel zum Kochen bringen, zurückschalten
und noch 8-10 Minuten leise köcheln lassen.
Die zerkleinerten Kräuter dazugeben, pürieren,
eventuell mit Wasser auffüllen, abschmecken und
verfeinern.

Garnitur: Leicht geröstete Sonnenblumenkerne
oder leicht gerösteter Sesam, 1 Blättchen Pfefferminze oder Zitronenmelisse.

Tip: Diese Suppe ist auch als Hauptgericht
geeignet.

Selleriesuppe „Weiß-rot-grün"

300 g Sellerie, 1 El Zitronensaft, 1 Gemüsebrühwür-
fel, ½-¾ l Wasser, Hauch weißer Pfeffer, 1 kleine
Möhre, 2 El Crème fraîche, 1 Stich Butter, eventuell
Milch, 1 Bund Schnittlauch, einige zarte Sellerieblätt-
chen

Und so machen Sie's: Sellerie gründlich bürsten, eventuell schälen, würfeln und in Wasser mit Zitronensaft sowie Gemüsebrühwürfel zum Kochen bringen. 6-8 Minuten leise köcheln lassen, pürieren. Die Möhre putzen, fein raffeln und zusammen mit den Schnittlauchröllchen in die Suppe geben, eventuell mit warmer Milch auffüllen und mit Crème fraîche sowie Butter verfeinern. In Suppentassen füllen und mit Sellerieblättchen garnieren.

Tip: Wenn Sie Frischkost vorweg essen, reicht diese Suppe als Hauptgericht.

Spargelcremesuppe mit Dillspitzen

Ca. 350 g Suppenspargel oder Spargelbruch, gut 1 l Wasser, 1 Tl Cenofix oder gekörnte Brühe, 1 Stich Butter, Zitronensaft, 1 El gem. Dinkel oder Reis, ⅛ l saure Sahne, 1-2 El Weinbrand oder trockener Sherry, 1-2 hartgekochte Eier, Vm- und K-Salz, eventuell Krabben oder Shrimps, 1 Bund Dill

Und so machen Sie's: Spargel waschen, schälen, in ca. 1 cm lange Stückchen schneiden. Zunächst die Spargelschalen in gut 1 l Wasser etwa 10 Minuten kochen, Wasser auffangen. Zitronensaft und Butter dazugeben, die Spargelabschnitte darin zum Kochen bringen. 8-10 Minuten nicht zu weich garen. Spargelwasser abgießen, Dinkel- oder Reismehl mit etwas Wasser anrühren, unter kräftigem Rühren in die Suppe geben, aufkochen und einige Minuten nachquellen lassen. Spargelstückchen, gehackte Eier, Weinbrand oder Sherry, saure Sahne und eventuell Krabben oder Shrimps unterziehen. Wenn nicht alle Krabben oder Shrimps mögen, können Sie sie auch getrennt zur Suppe reichen. In Suppentassen füllen und mit frischen Dillspitzen belegen.

Tip: Auch diese Suppe können Sie als Hauptgericht servieren.

Zwetschgenkaltschale (Zwetschgensoße)

500 g Zwetschgen oder eventuell andere Pflaumen, eventuell 1-2 reife Bananen, ¼ l Sahne, Apfelsaft (naturtrüb, ungezuckert) nach Bedarf, eventuell Honig, Delifruit oder Zimt nach Geschmack

Und so machen Sie's: Zwetschgen gründlich waschen, halbieren, entsteinen, pürieren. Sahne nicht ganz steif schlagen und unter das Zwetschgenmus ziehen (etwas Sahne für die Garnitur zuücklassen). Mit Apfelsaft auf die gewünschte Konsistenz bringen, abschmecken und einige Stunden in den Kühlschrank stellen. In Schälchen anrichten, mit etwas halbfester Sahne übergießen und mit gehackten Walnußkernen oder einigen Pflaumenstreifen garnieren.
An warmen Tagen ist das eine herrliche Erfrischung.

Tip: Sie können frische oder tiefgefrorene Früchte verwenden. Mit Beerenobst, Kirschen, Aprikosen ebenfalls möglich.

VI. Abwechslung durch Getreide-, Kartoffel- und Gemüsegerichte

Blumenkohl in Kartoffel-Tomaten-Kranz

1 fester Kopf Blumenkohl (ca. 500 g netto),
pro Person: ca. 150 g festkochende Kartoffeln
von gleicher Größe, 1 mittelgroße Tomate,
ca. ½ Banane, ferner 150 g ger. Emmentaler Käse
oder 75 g ger. echter Parmesan, Butterflöckchen,
ungeh. Pflanzenmargarine für die Auflaufform

Und so machen Sie's: Blumenkohl gründlich prüfen, nach Möglichkeit ganz lassen, sorgfältig waschen, eventuell ein paar Minuten in Salzwasser legen, abspülen und mit Cenofix bestreuen. Auf dem Dünsteinsatz nicht zu weich garen: er soll noch

Biß haben. Eine weite Auflaufform gut fetten.
Pellkartoffeln zubereiten, wie auf S. 80 beschrieben,
bzw. Pellkartoffeln vom Vortag verwenden, in
Scheiben schneiden, schuppenförmig als Kranz in
die Auflaufform schichten, in die Mitte den
Blumenkohl legen. Auf die Kartoffelscheiben je ein
Scheibchen Banane, darauf eine Scheibe Tomate.
Alles mit geriebenem Käse bestreuen und kleine
Butterflöckchen auf den Blumenkohl setzen.

Backzeit: Im vorgeheizten Ofen bei 200° C etwa
10 Minuten, bis alles gut durchgewärmt und der
Käse zerlaufen ist.

Garnitur: 2 hartgekochte, gehackte Eier und
Schnittlauchröllchen über den fertigen Auflauf
streuen.

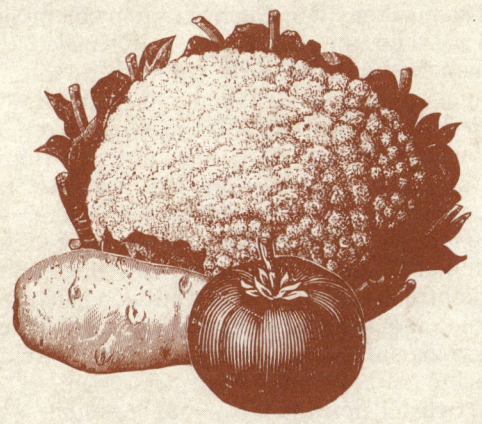

Buchweizen-Auflauf
mit Obst und Nüssen

*200 g Buchweizen, ca. 700 g Wasser, ¼ Tl Vm-Salz,
80 g mittelfein ger. Haselnüsse/Mandeln, ungeh.
Pflanzenmargarine zum Fetten der Form
Obst-Nuß-Füllung: z. B. 1 Apfel, 1 Birne, 1 Apfelsine, 4-6 Pflaumen, süße Kirschen, verschiedenes
Beerenobst, Aprikosen, 1 Scheibe frische Ananas,
eventuell eingeweichte Trockenfrüchte, z. B.
ungeschwefelte Rosinen oder Weinbeeren, Zimt,
gem. Vanille, gem. Sternanis oder Delifruit
Belag: ⅓ der fertigen Buchweizenmasse, vermischt
mit 5 El Sahne oder Milch; 50 g geh. Mandeln oder
Haselnüsse zum Bestreuen; 50 g Butter in kleinen
Würfeln zum Belegen*

Und so machen Sie's: Buchweizen in einem Sieb
heiß waschen, mit dem Wasser zum Kochen
bringen. Wenn er aufkocht, auf niedrigste
Wärmezufuhr zurückschalten und 15-20 Minuten
quellen lassen. Mit Vm-Salz sparsam würzen, die
Nüsse/Mandeln unterziehen. Nicht so oft rühren!
Eine genügend große Auflaufform gut ausfetten,
⅔ der Buchweizenmasse einfüllen und glatt
streichen. Das Obst gründlich waschen, eventuell
entsteinen, entkernen und zerkleinern. Mit den
Trockenfrüchten mischen und auf den Buchweizen
geben. Sahne/Milch vorsichtig unter die restliche
Buchweizenmasse heben, über das Obst streichen,
gehackte Nüsse/Mandeln darüberstreuen,
Butterwürfel gleichmäßig darauf verteilen.

Backzeit: Im vorgeheizten Ofen ca. 30 Minuten bei 180° C.

Tips: Für diesen sehr schmackhaften Auflauf friere ich eigens einige Portionen entsteinte Süßkirschen ein.
Übrig gebliebener Auflauf schmeckt auch kalt mit heißer Vanillesoße gut.

Fenchel-Gratin
mit frischer Orange und Mandelreis

500-600 g Fenchel, 1 Pr. Vm-Salz, 1 El Zitronensaft, Butter zum Fetten der Auflaufform
Belag: 300 g saure Sahne, 150 g Crème fraîche, 4 Eier, ca. ¼ Tl Cenofix, ca. 200 g grob ger. Emmentaler Käse

Und so machen Sie's: Fenchel putzen, waschen, Stiele abschneiden und schälen, eventuell mitverwenden, zartes Grün für die Garnitur zurücklegen. Die Knollen von der Spitze zur Wurzel in ca. 1,5 cm dicke Scheiben schneiden, in wenig Wasser mit Vm-Salz und Zitronensaft 6-8 Minuten dünsten. Scheiben herausnehmen, abtropfen lassen und in eine mit Butter gefettete Auflaufform legen. Nicht zu hoch einschichten, dann lieber zwei Auflaufformen nehmen! Saure Sahne, Crème fraîche, Eier, Gewürze gut verquirlen, vorsichtig

würzen (den Eigengeschmack des Fenchels vorherrschen lassen) und über den Fenchel verteilen. Mit dem Käse bestreuen.

Backzeit: Im vorgeheizten Ofen bei ca. 200° C 20-25 Minuten goldgelb backen.

Garnitur: Orangenscheiben und Fenchelgrün. 1-2 unbehandelte Orangen waschen, schälen, Haut entfernen und in Scheiben schneiden.

Tips: Statt Fenchel können Sie Porree nehmen, in ca. 5 cm lange Stücke geschnitten. Gewürze: Vm- und K-Salz, Endoferm, Muskatblüte, frisch gem. Pfeffer, 1 Knoblauchzehe, in Öl gepreßt. Im Spätherbst hat der hiesige Fenchel Saison und ist preiswert zu haben. Ich kaufe dann eine größere Menge, blanchiere die Scheiben in Zitronenwasser und friere sie portionsweise ein. Mit Mengenangaben beschriften! Die Kombinationen Fenchel/Orange und Reis/Mandeln ergeben ein kulinarisches Festessen, das sich gut vorbereiten läßt.

Mandelreis

125 g Langkorn-Naturreis, 100 g gehackte Mandeln, etwas Butter zum Dünsten, ca. 375 g Wasser, ½ Tl gekörnte Brühe, eventuell etwas Vm-Salz, 1 Schuß Sahne, Kurkuma nach Geschmack

Und so machen Sie's: Reis und Mandeln in der Butter ca. 5 Minuten dünsten, Wasser und Gewürze hinzufügen, zum Kochen bringen, zurückschalten und bei geringster Wärmezufuhr ca. 30 Minuten gar ziehen lassen, abschmecken. Zum Schluß etwas Sahne unterziehen.

Garnitur: Bananen- oder Kiwischeiben oder geröstete, gehackte Mandeln.

Grünkern-Bohnen-Salat

125 g Grünkern, ¼ Tl gekörnte Brühe, 400 g milchsaure Brechbohnen, 200 g pikanter Käse, z. B. Tilsiter, mittelalter Gouda, 100 g Zwiebeln Soße: Milchsaure Bohnen-Flüssigkeit, Kaltpreß-Öl, 1 Spritzer Flüssigwürze, 1 Knoblauchzehe (in Öl gepreßt), eventuell Vm-Salz (richtet sich nach dem Käse), Bohnenkraut, Basilikum (frisch oder getrocknet), 1 El saure Sahne

Und so machen Sie's: Grünkern waschen, in 250 g Wasser 2 Stunden einweichen, mit dem Einweichwasser und der gekörnten Brühe zum Kochen bringen, 30 Minuten leise köcheln, nachquellen lassen. Brechbohnen abgießen, Flüssigkeit auffangen. Käse in sehr kleine Würfel schneiden. Soße herstellen und mit dem Salat vermischen. Der Salat schmeckt besonders gut, wenn er einige Stunden durchgezogen ist.

Variation: ½ rote Paprika, fein gewürfelt, 6 cm
weiße Porreestange in feinen Ringen, Hauch
Paprikapulver, scharf.

Hirse mit viel Lauch

*150 g Hirse, ca. 400 g Wasser, 1 Gemüsebrühwürfel,
2-3 Stangen Lauch/Porree, 2 Zwiebeln,
1-2 Knoblauchzehen (in Öl gepreßt), 125 g vegetarische Pastete oder Sandwichcreme, Vm- und
K-Salz, frische Kräuter: Thymian, Majoran oder
Oregano, Basilikum (eventuell getrocknet), Butter*

Und so machen Sie's: Hirse in feinem Sieb heiß
waschen, mit warmem Wasser und Gemüsebrühwürfel ansetzen, getrocknete Kräuter zufügen, frische
Kräuter zum Schluß unterheben, zum Kochen
bringen, zurückschalten und 15-20 Minuten gar
ziehen lassen. Wenn die Flüssigkeit fast aufgenom-
men ist, würzen. Inzwischen Porree und Zwiebeln
putzen, in Ringe bzw. feine Würfel schneiden, in
2 El Wasser dünsten und zur Hirse geben. Zum
Schluß 1 Stich Butter unterziehen.

Garnitur: Tomatenscheiben und grüne Paprika-
ringe.

Tip: Besonders köstlich schmeckt es, wenn Sie auf jede Portion Hirse ein Stückchen Butter geben und darauf einige Schnittlauchröllchen.
Sie können statt Lauch auch Erbsen und Möhren, Kohlrabi und Blumenkohl, Paprika und Zwiebeln nehmen.

Hirsenudeln mit Zwetschgensoße

250 g Hirsenudeln, 1 Pr Vm-Salz, 1 Stich Butter
Zwetschgensoße: s. Zwetschgen-Kaltschale S. 71

Und so machen Sie's: Hirsenudeln nach Vorschrift mit nur 1 Pr. Vm-Salz nicht zu weich kochen, abgießen. Nudeln in Butter schwenken.

Tips: Hirsenudeln sind teurer als andere Vollkorn-nudeln. Ich nehme sie nur zu süßen Nudelgerichten oder wenn Kinder zu Besuch kommen.
Nudelwasser auffangen und für eine Suppe oder Soße verwenden.

Kartoffeln mit Kräutersoße

Zubereitung Pellkartoffeln s. S. 80.

Zubereitung Kräutersoße s. S. 51.

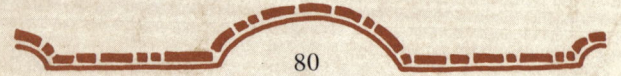
Würziger Kartoffelbrei mit Kohlrabischnitzeln

750-1000 g Kartoffeln von gleicher Größe, Milch, 1 Stich Butter, frisch gem. Pfeffer, Muskatblüte, gem. Koriander, Knoblauch- und Zwiebelpulver, K-Salz, Hauch Oregano, Schnittlauch, Petersilie, Dill, eventuell Sauerampfer, Kohlrabi: s. S. 81

Und so machen Sie's: Kartoffeln gründlich bürsten, auf dem Dünsteinsatz garen, dann pellen. Milch erwärmen und die Kartoffeln in die warme Milch pressen oder zusammen mit der heißen Milch pürieren. Butter dazugeben und mit den Gewürzen und kleingeschnittenen Kräutern abschmecken. Mit dem Schneebesen kräftig durchschlagen.

Garnitur: Mit kleingeschnittenen Kräutern bestreuen.

Tip: Ich lege auf die Pellkartoffeln während des Garens Gemüse(reste), z. B. das obere Ende vom Lauch, einige Sellerieblätter, Möhren- oder Zwiebelreste, außerdem Dill- oder Kümmelsamen. Diese Pellkartoffeln schmecken daher auch ohne Salz köstlich.

Roter Kartoffelsalat

*1000 g Kartoffeln von gleicher Größe (Salatware),
ca. 400 g milchsaure rote Bete, 2 säuerliche Äpfel,
3-4 milchsaure Gewürzgurken, 2 Zwiebeln oder
1 Bund Frühlingszwiebeln, 6-8 Radieschen, frische
Kresse oder Kresse/Alfalfa aus dem Keimapparat
Tunke: 4-6 El kalt gepreßtes Distelöl, 1-2 El
Weinessig, Apfeldicksaft, Senf, Pilz-Soja-Soße,
milchsaure Flüssigkeit von Gurken und roter Bete,
1-2 Knoblauchzehen, in Öl gepreßt, saure Sahne
oder Bioghurt, eventuell Vm- und K-Salz, Pfeffer*

Und so machen Sie's: Pellkartoffeln kochen
(s. S. 80), schälen und mit den Radieschen in
Scheiben schneiden. Rote Bete, Äpfel, Zwiebeln
würfeln. Tunke zubereiten und über Kartoffeln/
Gemüse geben. Gut abschmecken, durchziehen
lassen, eventuell etwas nachwürzen.

Garnitur: Schüssel mit Salatblättern auslegen,
Kartoffelsalat mit hartgekochten Eiern und
Schnittlauchröllchen bestreuen.

Kohlrabischnitzel
mit Zitronensaft und Käse

*Pro Person: 2 Scheiben Kohlrabi (½ cm dick),
Butter zum Backen, etwas Zitronensaft, ger.
Parmesan, Schnittlauchröllchen*

Und so machen Sie's: Kohlrabi schälen und in gleichmäßig dicke Scheiben schneiden. Ausnahmsweise in Butter bei mäßiger Hitzezufuhr in der Pfanne backen, öfter wenden. Die Scheiben sollen noch Biß haben. Mit Zitronensaft beträufeln und mit Parmesan bestreuen, der nicht ganz zerlaufen sollte.

Tip: Auf diese Art können Sie auch Sellerieschnitzel zubereiten. Die Sellerieknolle gründlich bürsten und etwa 10 Minuten garen, dann schälen, in Scheiben schneiden und weiter wie oben verfahren.

Linsentopf mit Ei

125 g keimfähige, unbehandelte Linsen, 200 g Möhren, 200 g Sellerie, 1 große Porreestange, 125 g Zucchini, ½ Paprikaschote, grün oder rot, 1 El ungeh. Pflanzenmargarine, 1-2 Knoblauchzehen (in Öl gepreßt), gekörnte Brühe, 1 Lorbeerblatt, gem. Kümmel, gem. Koriander, 1 Tl Vitam-R-Paste, Vm- und K-Salz, pro Person 1 Scheibe Rindersalami und 1 Ei

Und so machen Sie's: Linsen nach Vorschrift im Keimgerät zum Keimen bringen, das dauert ca. 3 Tage. Das Gemüse putzen, würfeln oder in Ringe schneiden, in der Pflanzenmargarine dünsten, Gewürze zufügen. Die Linsen gründlich abspülen und untermischen. Alles nochmals aufkochen lassen, eventuell mit Wasser und gekörnter Brühe ausgleichen. Abschmecken mit Vitam-R-Paste und Vm- und K-Salz. Das Lorbeerblatt entfernen. Das fertige Linsengemisch in eine gefettete Auflaufform füllen, pro Person eine Scheibe Rindersalami obenauf legen, etwas eindrücken, darauf je ein Ei schlagen. Im Ofen so lange überbacken, bis die Eier gestockt sind.

Variation: Zum Schluß 1-2 milchsaure Gurken und etwas milchsaure Gurkenflüssigkeit oder Apfelessig unterheben und/oder 1-2 Tl in Lake eingelegten grünen Pfeffer auf einem Sieb abspülen und untermischen.

Tips: Sie können statt Salami und Ei auch Sojawürstchen oder Soja-zart in Sesam-Kruste dazu reichen: Pro Person ½ längs halbiertes Sojawürstchen oder 1 Scheibe Soja-zart zunächst in der Flüssigkeit aus der Dose, dann in Vollkornmehl, dann in aufgeschlagenem Ei, dann in V-Paniermehl, mit ungeschältem Sesam vermischt, panieren und in ungehärtetem Cocosfett von beiden Seiten knusprig, doch nicht zu dunkel braten. Sojawürstchen oder Soja-zart sind für die Umstellungszeit ein willkommener „Ersatz" für Fleischbeilagen. Je länger wir Vollwert-Ernährung praktizieren, um so weniger benötigen wir diesen „Fleischersatz".

Nudelauflauf mit Lauch oder Spinat

200 g Vollkornnudeln (Spiralen, Makkaroni,
Hörnchen o. a.), 1 Gemüsebrühwürfel, 3 Stangen
Lauch/Poree oder 500 g Blattspinat, ungeh.
Pflanzenmargarine zum Dünsten und für die
Auflaufform, 350 g Tomaten
Belag: 4-5 Eier, 3/8 l Milch, Vm- und K-Salz,
gekörnte Brühe, frisch gem. Pfeffer und Muskatnuß,
Paprika scharf, 150 g ger. Emmentaler Käse,
Butterflöckchen

Und so machen Sie's: Vollkornnudeln nach
Vorschrift, jedoch in nicht zu viel Wasser mit
dem Gemüsebrühwürfel bißfest kochen, abgießen,
kalt abspülen. Lauch oder Spinat putzen, Lauch in
feine Ringe, Spinat in breite Streifen schneiden. In
der Pflanzenmargarine kurz dünsten. Tomaten
waschen, in Achtel schneiden, mit Nudeln und
Lauch/Spinat vermengen. Alles in eine gefettete,
nicht zu kleine Auflaufform geben.
Eier mit Milch und Gewürzen kräftig verschlagen,
geriebenen Käse unterheben und auf die Nudel-
Gemüse-Mischung geben. Einige Butterflöckchen
obenauf setzen.

Backzeit: Im vorgeheizten Ofen 30-40 Minuten
bei 200° C.

Tips: Nudelkochwasser auffangen und für eine
Suppe oder Soße verwenden.
Wenn Sie Makkaroni oder Hörnchen verwenden,

drücken Sie die Nudeln gut unter die Eimasse, damit sie sich mit Flüssigkeit füllen. Sie heben sich sonst an die Oberfläche und werden beim Backen hart.

Wählen Sie die Auflaufform nicht zu klein. Wenn die Nudelmasse zu hoch eingefüllt wird, dauert es länger, bis die Eimasse stockt. Teilen Sie den Auflauf mit dem Messer in Portionsstücke; ich habe es nicht gern, wenn mit dem Löffel darin „herumgestochert" wird. Der Rest, in etwa 3 cm dicke Streifen geschnitten, in guter Butter bei geringer Hitzezufuhr gebacken, schmeckt sehr gut, sollte aber eine Ausnahme sein.

Vollkornnudeln haben einen hohen Sättigungswert. Ich rechne pro Person für einen Auflauf etwa 50 g (weiße Nudeln 125 g), für ein Nudelgericht mit Tomatensoße z. B. 80 g pro Person.

Pizza vegetarisch (1 Backblech)

Mit dieser Pizza können Sie auch „Nicht-Vollwert-Leute" überzeugen!

Teig: 30 g Hefe, 350 g kaltes Wasser, je ½ Tl Vm- und K-Salz, 500 g Weizen (fein gem.) oder 375 g Weizen und 125 g Grünkern oder Dinkel (fein gem.), 3 El kalt gepreßtes Sonnenblumenöl
Belag: ca. 200 g Auberginen, 200 g Zucchini, 100 g Zuckermais, 500 g frische Champignons oder Steinpilzchampignons, je 1 Schote roter und grüner

*Paprika, ca. 75 g frische oder tiefgefrorene Erbsen,
1-2 Knoblauchzehen, in Öl gepreßt, 4 Sojawürstchen
(können aber auch wegbleiben), 1 El ungeh.
Pflanzenmargarine, Pizzagewürz sowie Vm- und
K-Salz oder Thymian, Oregano, Pfeffer, wenig
Rosmarin, Vm- und K-Salz
Außerdem: 600 g Tomaten, 250 g ger. Emmentaler
Käse oder Gouda
Soße: ca. 125 g Sandwichcreme oder Champignon-
Pastete, 2 El Tomatenmark, 3 El Olivenöl, 1 Tl
Vitam-R-Paste*

Und so machen Sie's: Hefe in eine Schüssel geben,
mit einem Teil des Wassers verrühren, bis sie sich
ganz gelöst hat. Den Rest Wasser und die Salze
dazugeben, gut verrühren, das Mehl einarbeiten,
erst jetzt das Kaltpreßöl dazugeben und einkneten.
Knetzeit: ca. 15 Minuten von Hand, mit der
Küchenmaschine ca. 10 Minuten. Aus dem Teig eine
Kugel formen, mit der Schüssel abdecken und etwa
20 Minuten ruhen lassen.

Während der Teigruhe das Gemüse putzen,
eventuell würfeln oder in Scheiben schneiden, in
Pflanzenmargarine kurz dünsten, auf ein Sieb
geben zum Abtropfen, etwas abkühlen lassen. Den
Hefeteig nochmals kräftig durchkneten, auf dem
gefetteten Backblech oder in der gefetteten
Fettpfanne gleichmäßig dick ausrollen.
Die Zutaten für die Soße verrühren, den Pizza-
boden damit einstreichen. Darauf das etwas

abgekühlte Gemüse verteilen sowie die Tomaten in Scheiben. Mit dem Emmentaler oder Gouda bestreuen.

Backzeit: Im vorgeheizten Ofen bei 200° C 20-30 Minuten.

Garnitur: Mit frischen Schnittlauchröllchen bestreuen oder einige Oregano- oder Majoranblättchen darauf verteilen.

Tip: Die Teigmenge ist gedacht für ein Backblech von 35 x 45 cm Größe. Ist Ihr Blech kleiner, nehmen Sie Teig für einige Brötchen ab, denn „Pizza-Böden dünn, Belag dick", das schmeckt am besten. Ich bereite immer die doppelte Menge an Teig zu und backe Brötchen vorweg. Das ist nicht viel Mehraufwand, frischt aber mein Brotkörbchen wieder auf. Die Brötchen lassen sich auch gut einfrieren.

Pfannkuchen mit süßer Füllung

200 g Weizen, 100 g Buchweizen, gut 1 Tl Honig, ½ Tl Vm-Salz, etwas Zimt, 3 Eier (getrennt), Milch, ungeh. Pflanzenmargarine oder ungeh. Cocosfett zum Backen
Füllung: ca. 300 g Johannisbeeren rot, schwarz, hell, ca. 400 g Äpfel, 1 Tl Zitronensaft, Honig und Zimt nach Geschmack, eventuell ⅛ l geschlagene Sahne

Und so machen Sie's: Weizen und Buchweizen mischen, fein mahlen. Mit kaltem Wasser zu einem Brei verrühren, ca. 1 Stunde quellen lassen, dabei die Schüssel gut abdecken. Dann Honig, Gewürze und Eigelb dazugeben, gut verrühren, mit Milch ausgleichen. Zum Schluß den steifen Eischnee unterheben.
Fett in der Pfanne erhitzen, Teig einfüllen und bei nicht zu großer Hitze von beiden Seiten goldbraun backen, füllen und sofort servieren.
Für die Füllung die Beeren waschen, von den Rispen streifen. Äpfel waschen, halbieren, grob reiben, sofort mit Zitronensaft und Beeren vermengen, mit Honig und Zimt abschmecken, eventuell geschlagene Sahne unterheben.

Variation: Sie können das Getreide wechseln, z. B. Weizen und Hirse, Dinkel und Grünkern nehmen.

Tip: Einfacher ist es, wenn Sie das vorbereitete Obst unter den Teig heben und mitbacken, z. B. geraffelte Äpfel mit Zimt, entsteinte Kirschen mit Delifruit oder Blaubeeren mit Vanille. Dann können Sie zu den Pfannkuchen eine Bioghurtsoße oder Schlagsahne reichen.

Pommes frites vom Blech mit Tomatensoße

Pro Person 2 große Kartoffeln, Maiskeimöl zum Fetten des Blechs

Und so machen Sie's: Neue Kartoffeln gründlich bürsten, nicht schälen. Ältere Kartoffeln schälen. Mit dem Pommesschneider oder von Hand in Stifte schneiden. Backblech gut einölen, die Kartoffelstifte locker darauf verteilen.

Backzeit: Im vorgeheizten Backofen 20-30 Minuten bei 200° C (richtet sich nach der Kartoffelsorte), nach 10 Minuten wenden.

Dazu paßt: Tomatensoße oder Kräutersoße (s. S. 51). Die Tomatensoße schmecke ich dann zusätzlich noch mit Curry ab.

Tip: Suchen Sie große Kartoffeln aus, sonst gibt es viele Stückchen, die leicht zu dunkel werden.

Tomatensoße

2-3 Zwiebeln, 6 cm Lauchstange, 1 El Butter und 2 El Wasser zum Dünsten, 600-700 g Suppentomaten, Kräuter (frisch oder getrocknet): Basilikum,

Rosmarin und Thymian, 150-200 g saure Sahne,
eventuell Tomatenmark, 1 Knoblauchzehe (in Öl
gepreßt), eventuell Curry

Und so machen Sie's: Zwiebeln und Lauch putzen,
fein schneiden und in Butter mit Wasser dünsten.
Tomaten waschen, vierteln, Strunk entfernen.
Frische Kräuter gründlich waschen, grob zerkleinern und zusammen mit den Tomaten mixen
oder pürieren. Lauch/Zwiebeln dazugeben sowie
die in Öl gepreßte Knoblauchzehe, vorsichtig
erwärmen, nicht kochen. Zum Schluß mit saurer
Sahne und eventuell Tomatenmark verfeinern.

Variation: Etwas feingeriebenen Käse zum
Überstreuen.

Reisplinsen mit Möhren natur

*300 g Wasser, 1 Msp. gekörnte Brühe, 120 g
Rundkorn-Naturreis, 2 Eier, 40-50 g fein gem. Reis,
120 g Sandwich-Creme, 1 Knoblauchzehe (in Öl
gepreßt), wenig K-Salz, V-Paniermehl zum
Ausgleichen und Panieren, Butter (ausnahmsweise)
zum Backen*

Und so machen Sie's: Das Wasser mit der gekörnten
Brühe zum Kochen bringen. Den Reis gründlich
waschen und in das kochende Wasser geben, einmal aufkochen und bei kleinster Wärmezufuhr

25-30 Minuten ausquellen lassen — nicht zu weich! Reis auf ein Sieb geben, kalt abspülen, gut abtropfen lassen und mindestens 1 Stunde kühl stellen. Die Eier verschlagen, fein gem. Reis, Sandwich-Creme, Gewürze und Reis dazugeben, gut durchkneten, mit V-Paniermehl auf die gewünschte Konsistenz bringen; der Teig darf nicht zu fest sein. Teigmasse abdecken und einige Zeit kühl stellen. Ca. 8 Plinsen formen, in Paniermehl wenden. Butter vorsichtig erwärmen und die Plinsen goldgelb backen.

Garnitur: Mit feingeschnittener Petersilie bestreuen.

Tip: Die Zubereitung dieser köstlichen Reisplinsen nimmt etwas mehr Zeit in Anspruch. Bereiten Sie deshalb die mehrfache Menge Reisteig zu, formen Sie flache Plinsen und frieren sie mit Klarsichtfolie als Zwischenlage portionsweise ein. Wenn es einmal schnell gehen muß, in der Pfanne oder auf dem gefetteten Backblech backen.

Möhren natur

500-600 g Möhren, 1 El Butter, Cenofix, Petersilie

Und so machen Sie's: Möhren gründlich bürsten, eventuell schälen, in Scheiben schneiden, in knapp ½ Tasse Wasser oder auf dem Dünsteinsatz garen, nicht zu weich werden lassen. Abschmecken, in Butter schwenken und mit feingeschnittener Petersilie bestreuen.

Rosenkohl-Auflauf mit Haselnüssen

Teig: 225 g Wv-Mehl, 180 g Magerquark, 150 g
Butter, 1 Pr. Vm-Salz, ungeh. Pflanzenfett zum
Ausfetten der Form, Milch zum Bepinseln
Füllung: 500 g frischer oder 400 g tiefgefrorener
Rosenkohl, 200 g Möhren, 80 g Haselnüsse in
Scheiben, 200 g saure Sahne oder Crème fraîche,
2 Eier, frisch ger. Muskatnuß, Endoferm, Cenofix

Und so machen Sie's: Alle Zutaten schnell zu einem
geschmeidigen Teig verkneten, eine Kugel formen,
in Folie wickeln, kühl legen. In der Zwischenzeit
den frischen Rosenkohl putzen, am Stielende über
Kreuz einritzen, Möhren gründlich bürsten,
eventuell schälen, in Scheiben schneiden.
Rosenkohl und Möhren auf dem Dünsteinsatz
garen, sie sollen noch Biß haben. Mit den
Haselnüssen vermischen. Teig auf bemehlter
Arbeitsfläche ausrollen in der Größe der Auflaufform. Teigrest zusammennehmen und ausrollen für
einen Deckel. Die Auflaufform mit Teig auslegen,
Rand hochziehen. Gemüse/Nüsse einfüllen. Saure
Sahne, Eier und Gewürze gut verquirlen und über
die Füllung gießen. Den Teigdeckel auflegen, mit
Milch bepinseln.
Dieser Auflauf schmeckt ganz köstlich!

Backzeit: Im vorgeheizten Ofen bei ca. 200° C
25-35 Minuten.

Garnitur: Tomaten- und Eischeiben mit Petersilien-
spitzen.

Tips: Mehrfache Teigmenge zubereiten, ausrollen,
die gewünschte Größe (z. B. für Auflaufform,
Teigtaschen) ausschneiden und auf Springform-
boden oder Pappteller einfrieren. Die Unterlagen
können nach einigen Tagen entfernt werden.
Besonders vorteilhaft für Berufstätige, oder wenn
die Zubereitung des Essens an Feiertagen nicht so
zeitaufwendig sein soll.
Kaufen Sie im Winter nach dem ersten Frost
reichlich einheimischen Rosenkohl, den Sie
blanchieren und portionsweise einfrieren. Der
Auflauf schmeckt nämlich zu jeder Jahreszeit. Er
kann auch mit anderen Gemüsen zubereitet
werden.

Spargel in Schollenfilets
– ein typisches Mai-Rezept (4-Personen)

*4 nicht zu kleine Schollenfilets, 16 Spargelstücke,
etwas größer als die Filets, 1 Tl Butter, Zitronensaft,
Vm-Salz, ⅛ l herber Weißwein, 1-2 Zwiebeln, ungeh.
Pflanzenmargarine, 1 El Dinkel oder Reis (fein
gem.), gekörnte Brühe, frische oder saure Sahne*

Und so machen Sie's: Filets säubern, mit Zitronensaft beträufeln und vorsichtig salzen. Spargel
schälen, in passende Stücke schneiden und in wenig
Wasser mit Zitronensaft und Butter fast gar

dünsten. Spargel in die Filets rollen, mit Zahn-
stochern festhalten. In der Pfanne Weißwein und
etwas Wasser erhitzen, Röllchen einlegen und
vorsichtig garen. Das dauert nur einige Minuten!
In der Zwischenzeit die Zwiebeln in der Pflanzenmargarine hell dünsten, Mehl dazugeben und mit
dem Fischsud ablöschen. Abschmecken. Zum
Schluß Sahne unterziehen.

Garnitur: Tomaten-Achtel und Dillsträußchen.

Dazu schmecken: Pellkartoffeln aus neuen
Kartoffeln (Rezept S. 80).

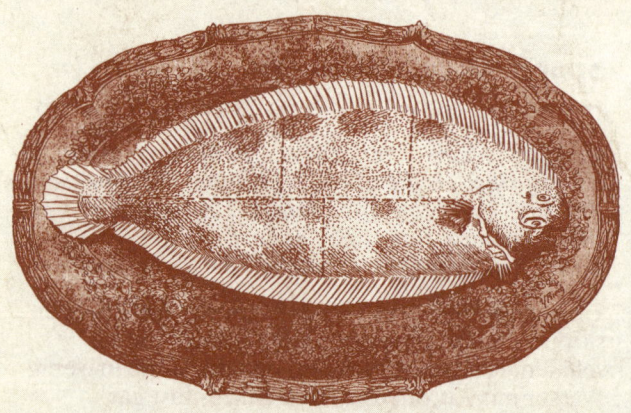

Tips: Bei gutem Spargelwetter kaufe ich frisch gestochenen einheimischen Spargel (eventuell vorbestellen). Spargel schälen und für die verschiedenen Rezepte portionsweise roh einfrieren. Kennzeichnen nicht vergessen, z. B. 16 Stück für Spargelröllchen. Spargelschalen friere ich ebenfalls ein als Geschmackszutat für Suppen oder Fasten-Gemüsebrühen.
Um eine ausreichende Versorgung mit Jod zu gewährleisten, sollten wir hin und wieder Fisch auf den Speiseplan setzen. Kaufen Sie nur fettarme Fischsorten; sie sind nicht so sehr mit Schwermetallen belastet.

Spinat-Pastete

Teig: 15 g Hefe, ca. 200 g Wasser, je ¼ Tl Vm- und K-Salz, 200 g Weizen und 100 g Grünkern (fein gem.), 5 El Distelöl, Fett für die Form
Belag: 500 g Spinat, 200 g Lauch/Porree, 2-3 Zwiebeln, 1 El ungeh. Pflanzenmargarine, 4 Eier (½ Eigelb zum Bestreichen zurücklassen), gut ⅛ l Sahne oder Milch, 1-2 Knoblauchzehen, in Öl gepreßt, Basilikum, frisch oder getrocknet, Pfeffer, frisch ger. Muskatnuß, Vm- und K-Salz, eventuell 100 g ger. pikanter Käse

Und so machen Sie's: Zunächst den Teig bereiten, wie auf S. 85 beschrieben. Spinat waschen, schleudern, etwas zerkleinern. Lauch und

Zwiebeln klein schneiden, in der Pflanzenmargarine andünsten, den Spinat dazugeben, kurz
mitdünsten. Eier mit Milch/Sahne/Käse und den
Gewürzen kräftig verschlagen und unter die
Gemüsemasse heben. Den Hefeteig aufkneten,
die Springform damit auslegen, den Rand ca. 4 cm
hochziehen. Etwas Teig zurücklassen für ein Gitter.
Die Gemüse-Ei-Masse einfüllen, glatt streichen.
Den Teigrest ausrollen, in ca. 1 cm breite Streifen
schneiden und ein Gitter auf die Spinat-Pastete
legen, mit verquirltem Eigelb bestreichen.

Backzeit: Im vorgeheizten Ofen bei 200° C etwa
35 Minuten

Tip: Wenn der einheimische Spinat reichlich und
preiswert am Markt ist, sollten Sie sich die Zeit
nehmen und einige Portionen für die Spinat-Pastete
einfrieren. Es lohnt sich!

Zwiebelkuchen
(etwa ¾ Backblech von 35 x 45 cm Größe)

*Teig: 25 g Hefe, 250 g kaltes Wasser, ¼ Tl K-Salz,
400 g Wv-Mehl, 50 g kalt gepreßtes Sonnenblumenöl
Belag: 1 El ungeh. Cocosfett, 1000 g Zwiebeln oder
Gemüsezwiebeln, 1 Porreestange, 1-2 Knoblauchzehen (in Öl gepreßt), 3 Eier, 200 g saure Sahne, Vm-
und K-Salz, gem. Kümmel, Endoferm nach
Geschmack*

Und so machen Sie's: Hefeteig herstellen (s. S. 85), ruhen lassen. In der Zwischenzeit den Belag bereiten: Cocosfett in der nicht zu kleinen Pfanne erhitzen, kleingewürfelte Zwiebeln und Porree kurz darin dünsten, Knoblauchzehe dazugeben. Eier, Sahne, Gewürze gut verquirlen und zu den abgekühlten Zwiebeln geben. Hefeteig auf dem gefetteten Blech von der Mitte her ausrollen, Belag darauf verteilen.

Backzeit: Im vorgeheizten Ofen bei 200° C etwa 30 Minuten.

Variation: Auf den Zwiebelbelag ca. 400 g Tomaten in Scheiben und ca. 200 g ger. Emmentaler Käse verteilen, dann backen.

Tip: ½ Menge Teig und Belag reichen für eine Springform von 28 cm Durchmesser.

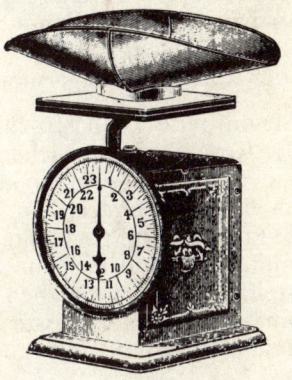

VII. Süße Überraschungen
mit Obst, Getreide und Milchprodukten als Dessert oder als Frischkost am Abend

Die Rezepte sind für 4-6 Personen gedacht.

Ananasscheibe in Kokos

Pro Person 1 Scheibe frische Ananas, 125 g Doppelrahm-Frischkäse, ½ Tl Zitronensaft, eventuell etwas Milch, 1 Pr. Vm-Salz, 2 Pr. Curry, 50 g Kokosraspeln, farbiges Obst, Nuß-/Kürbiskerne

Und so machen Sie's: Frischkäse mit Zitronensaft, etwas Milch und Gewürzen cremig rühren. Ananasscheiben von einer Seite damit bestreichen, in Kokosraspeln tauchen und mit farbigem Obst oder Nüssen oder Kürbiskernen garnieren.

Tips: Kaufen Sie nur reife Ananasfrüchte; die Mittelblätter der Rosette müssen sich leicht auszupfen lassen. Die Früchte sollten keine Druckstellen haben und noch fest sein. Angeschnittene Früchte mit Frischhaltefolie abdecken und mit der Schnittfläche nach oben in einen Becher stellen; bald verbrauchen.
Am besten schmecken frische Kokosraspeln, die Sie selbst herstellen (Rezept S. 54).

Garnierte Banane

*Pro Person ½ längs halbierte Banane, Zitronensaft,
⅛ l Sahne, 1 El Magerquark oder Doppelrahm-
Frischkäse, 1 Lsp. Honig, Vanille und Zimt nach
Geschmack*

Und so machen Sie's: Bananenhälften auf ein
Desserttellerchen legen, mit Zitronensaft bepinseln. Sahne steif schlagen, Quark oder
Frischkäse und Gewürze unterheben. Die Bananen
damit bespritzen.

Garnitur: Farbiges Obst, z. B. Erdbeeren,
Himbeeren, Mandarinenspalten, Kiwistückchen.

Gebackene Banane mit Dattel-Sahne

*2 Bananen, 1 Ei, 50 g gehackte Mandeln, 1 Lsp.
Zimt, Butter zum Backen
Außerdem: ⅛ l Sahne, ca. 10 frische oder tiefgefrorene Datteln (ersatzweise gut 1 Tl Dattelmark),
einige Tropfen Zitronensaft*

Und so machen Sie's: Ei gut verschlagen, Bananen
längs halbieren, zunächst in Ei wenden, dann in
Mandel-Zimt-Gemisch. Butter in der Pfanne
vorsichtig erwärmen, Bananen bei geringer
Wärmezufuhr rundherum hellbraun backen.Sahne
steif schlagen, entkernte Datteln mit Zitronensaft
pürieren und unter die Sahne heben. Je eine

Bananenhälfte auf dem Teller anrichten, 1 Tupfer Dattelsahne in die Rundung der Banane spritzen, darauf 1 Dattelstreifen **oder** Sahne über die noch warmen Bananenhälften geben, damit sie etwas zerläuft.

Tip: Statt der gehackten Mandeln können Sie auch Kokosflocken und Vanille nehmen.

Dattelquark mit Orangensaft

250 g Magerquark, Milch, ca. 10 Datteln (frisch, tiefgefroren oder getrocknet), eventuell Birnendicksaft, ⅛ l geschlagene Sahne

Und so machen Sie's: Quark mit Milch glatt rühren, Datteln häuten, sehr fein schneiden und untermischen, durchziehen lassen. Abschmecken, ob eventuell mit Birnendicksaft nachgesüßt werden muß. Sahne steif schlagen und unterziehen.

Garnitur: 1 Orange ausdrücken und den Saft über den Quark geben.

Erdbeer-Bananen-Kiwi-Teller mit Orangensoße

Pro Person: 8 Scheiben Banane, 8 Erdbeeren gleicher Größe, 2 Scheiben Kiwi, Zitronensaft
Außerdem: 4 schöne Erdbeeren mit Stiel

Orangensoße: 3-4 Orangen, 150 g Bioghurt oder Dickmilch, 4 El Sahne, Vanille, 50 g geröstete ganze Pistazien

Und so machen Sie's: Erdbeeren waschen, gut abtropfen lassen. Bananen in Scheiben schneiden. Kiwi schälen, längs halbieren, die Hälften wiederum längs halbieren und dann quer in Viertelscheiben schneiden. Bananenscheiben zu einem Kranz auf Tellerchen legen, mit Zitronensaft beträufeln, je 1 Erdbeere darauf setzen.
Nun für die Soße Orangen waschen, schälen, weiße Haut entfernen, zusammen mit Joghurt, Dickmilch und Sahne pürieren. In die Tellermitte geben und mit gerösteten Pistazien bestreuen. Je 1 schöne Erdbeere mit Stiel obenauf setzen, Kiwischeiben rundherum anordnen.

Tip: Sie können diesen Obstteller auch mit anderen Früchten bzw. Nüssen zubereiten.

Erdbeer-Bananen-Quark

1 große reife Banane, 250 g Magerquark, frische Vollmilch, Zitronensaft, eventuell Ahornsirup, gem. Vanille, 250 g Erdbeeren

Und so machen Sie's: Banane in der Rührschüssel mit der Gabel fein zerdrücken. Quark, Milch, Zitronensaft hinzugeben, cremig rühren, mit Ahornsirup und Vanille abschmecken. Erdbeeren waschen, gut abtropfen lassen, eventuell halbieren oder vierteln und unter den Quark heben.

Garnitur: Sahnetupfer und einige Erdbeeren.

Tips: Gekühlt serviert, schmeckt der Quark ebenso gut wie Eis.
Ich suche mir als Süßungsmittel gern ein passendes Obst (hier Banane) oder eingeweichte Trockenfrüchte.

Hirse-Obst-Salat in Ananas

100 g Hirse, 1 Pr. Vm-Salz, ¾ l Wasser, 600-800 g Obst, frisch oder eventuell tiefgefroren: Ananas, Äpfel, Birnen, Pfirsiche, Aprikosen, Mango, Erd-, Him-, Brombeeren u. a., ¼ l Sahne, gem. Anis und Vanille, 100 g geh., geröstete Cashewkerne

Und so machen Sie's: Hirse heiß waschen, in das warme Wasser geben, Vm-Salz zufügen, zum Kochen bringen, zurückschalten und ca.
15 Minuten ausquellen lassen. Die Hirse soll körnig bleiben. Auf ein Sieb schütten, kalt abspülen und gut abtropfen lassen. Frische Ananas längs halbieren, Fruchtfleisch herauslösen, Strunk entfernen, Ananasfleisch würfeln. Übriges Obst gründlich waschen, trocknen, eventuell fein würfeln. Sahne steif schlagen, mit den Gewürzen

abschmecken. Obst und Hirse vorsichtig unterheben. Cashewkerne im vorgeheizten Ofen auf trockenem Backblech goldgelb rösten und abkühlen lassen. Dann dick über den in den Ananashälften angerichteten Obstsalat streuen, farbiges Obst obenauf setzen.

Tips: Dieser Salat eignet sich wunderbar zur Gästebewirtung oder für ein Buffet.
Wenn ich den Backofen ohnehin vorheizen muß, schiebe ich ein Backblech mit gehackten Mandeln, Nüssen, Cashewkernen, Mandelblättern, Sonnenblumenkernen oder Sesam in den Ofen zum Rösten. Sind sie hellbraun, sofort vom Backblech nehmen, da sie sonst noch nachrösten. Ich habe stets einen kleinen Vorrat an diesen Köstlichkeiten in Schraubgläsern, um schnell mal einen Nachtisch oder Kuchen oder ein Müsli garnieren zu können.

Joghurt (Bioghurt) oder Dickmilch mit Obst

Pro Person: ca. 80 g Bioghurt/Dickmilch, 80 g zerkleinertes Obst: Apfel, Birne, Ananas, Aprikose, Kirschen oder 1 Handvoll Beerenobst, eventuell eingeweichte Rosinen, ungeschwefelt, ½ Tl Linusit Leinsamen, einige Tropfen Zitronensaft, eventuell Honig oder Birnendicksaft

Und so machen Sie's: Bioghurt/Dickmilch mit Obst, Leinsamen, Zitronensaft vermischen. Süßen nur, wenn es unbedingt sein muß. In Dessertschälchen anrichten und mit farbigem Obst oder 1-2 Walnußhälften oder etwas Sanddorn garnieren.

Tips: So zubereitet, ist Bioghurt auch ein wertvolles Pausenbrot.
Sie sollten Sauermilchprodukte mit hohem Anteil an rechtsdrehender L (+)-Milchsäure bevorzugen. Sie sind milder im Geschmack.

Melone mit Sanddorn-Sahne

Pro Person: 1 Achtel Honig- oder Ogen- oder Cantaloupe-Melone
Sanddorn-Sahne: 200 g Sahne, 1 Apfel, 2 El Sanddorn mit Honig, eventuell einige Tropfen Zitronensaft.

Und so machen Sie's: Melonenspalt entkernen und schälen, auf einem Dessertteller anrichten. Sahne steif schlagen, feingeriebenen Apfel, Sanddorn und eventuell Zitronensaft unterziehen, über die Melonen geben.

Garnitur: Mandarinenstückchen, Kiwischeiben, Ananasstückchen oder, wenn Sie sie auftreiben können, einige Sanddorn-Beeren.

Variation: Sahne mit 1 Pr. Vm-Salz, etwas Curry und ger. Emmentaler Käse vermischen, über die Melonen geben.

Tips: Melonen haben einen sehr hohen Mineral-gehalt. Sie sind ein gesunder Durstlöscher. Gut gekühlt schmecken sie am besten. Angeschnittene Melonen entkernen, mit Frisch-haltefolie abdecken, im Kühlschrank aufbewahren, bald verbrauchen.

Mokka-Schoko-Eis

250 g Sahne, 1 Ei (getrennt), gut 1 El Honig, 1 Pr. Vm-Salz, ¼ Tl Kaffeepulver (instant), 1 geh. Tl Kakao, 1-2 El Rum, je 1 Lsp. Zimt und Vanille

Und so machen sie's: Sahne steif schlagen, Eigelb mit Honig mindestens 6 Minuten schaumig rühren, Kaffee und Kakao zugeben. Eiweiß mit Vm-Salz zu steifem Schnee schlagen. Alles vorsichtig vermischen, in ein flaches Gefriergefäß füllen und tiefgefrieren.

Tips: Halbgefrorenes entfaltet das Aroma besser. Wenn Sie die Gefrierdose vorher mit ganz wenig Öl auspinseln, mit Mandelblättern oder gehackten, leicht gerösteten Mandeln ausstreuen und die Oberfläche der Eismasse ebenfalls bestreuen, sieht es nicht nur hübsch aus, sondern schmeckt auch vorzüglich. Mokka-Schoko-Sahne eignet sich auch zur Füllung von Windbeuteln, Torten etc.

Obst-Rosette

*Pro Person: 1 mittelgroßer Apfel oder mittelgroße
Birne, 12 Scheiben Banane oder 12 Clementinen-
spalten oder 12 Weintrauben oder von 2 Sorten je
6 Stück, Zitronensaft*

Und so machen Sie's: Apfel/Birne gründlich
waschen, trocknen, mit dem Apfelteiler teilen, aber
nicht ganz durchschneiden, so daß Apfel/Birne als
Rosette auseinanderfällt. Auf ein Tellerchen setzen,
mit Zitronensaft bepinseln. Zwischen die einzelnen
Spalten das farbige Obst anordnen.

Garnitur: In die Mitte 1 Tupfer Sahne spritzen, mit
Vanille, Zimt und eventuell Honig abgeschmeckt,
darauf 1 Nuß oder 1 Stück farbiges Obst.

Tip: Kinder bereiten sich diese Obst-Rosette
sicherlich gern selbst zu. Damit wären sie bei einer
Party schon eine Weile beschäftigt, der Heißhunger
auf Süßigkeiten würde gebremst.

Reispudding mit Früchten

*80 g Vollreis (fein gem.), ¼ Tl Agar-Agar, 250 g
Wasser, 50 g Haselnüsse/Mandeln (fein ger.), 1 Pr.
Vm-Salz, Delifruit oder Vanille, Honig oder
Birnendicksaft nach Geschmack, 200 g frisches oder
tiefgefrorenes Obst (eventuell zerkleinern), 40 g
Rosinen (in Orangensaft oder Rum eingeweicht)*

Und so machen Sie's: Reismehl mit Agar-Agar mischen, in das Wasser rühren, unter stetigem Rühren zum Kochen bringen, 3 Minuten leise köcheln lassen. Von der Kochstelle nehmen, etwas nachquellen lassen. Nüsse/Mandeln sowie die vorbereiteten Früchte und Rosinen unterheben. Abschmecken, in Portionsschälchen füllen, die mit kaltem Wasser ausgespült wurden.

Garnitur: Sahnetupfer und Obst, eventuell Orangensaft mitverwenden. Oder: Pudding stürzen und rundherum mit Sahnetupfern und Obst verzieren.

Rhabarber-Kompott

Pro Person: 1 mittelgroße, zarte Stange Rhabarber, ¼ reife Birne, ¼ Apfel, ¼ Banane, etwas Zitronensaft, Honig oder Ahornsirup oder Birnendicksaft nach Geschmack, gem. Zimt und Vanille, Hauch gem. Nelken

Und so machen Sie's: Rhabarber gründlich waschen, trocknen, längs mehrfach teilen und dann in ganz feine Stückchen schneiden. Obst gründlich waschen, trocknen und in feine Stifte zerteilen oder grob raffeln. Banane zerdrücken und mit Zitronensaft und Süßungsmittel aufschlagen. Alle Zutaten mischen, abschmecken.

Sind die ersten Erdbeeren am Markt, kann das Kompott damit noch verfeinert werden. Ich schlage dann etwas Sahne und hebe sie unter das Dessert. In diesem Fall lasse ich die gem. Nelken und den Zimt weg.

Besonders lecker: Rhabarber-Kompott auf Ananasscheiben anrichten, Sahnetupfer obenauf.

Tip: Für dieses Rezept friere ich einige Portionen kleingeschnittenen Rhabarber ein. Ich bereite den Obstsalat und gebe zum Schluß den gefrorenen Rhabarber dazu.

Schokopudding

¼ l Milch, ½-1 El Nuß-Mix mit Honig oder Haselnuß- oder Mandelmus, knapp ½ gestr. Tl Agar-Agar, gut 1 Tl Kakao oder halb Kakao, halb Carob, 2 Pr. Pulverkaffee (instant), Honig nach Geschmack, Zimt und Vanille

Und so machen Sie's: Alle Zutaten in einen nicht zu großen Topf geben, unter Rühren auf ca. 60° C erwärmen. Probe machen: Etwas Puddingmasse auf ein kaltes Tellerchen geben. Wird sie steif, Topf sofort von der Kochstelle nehmen und Pudding in Schälchen füllen.

Garnitur: Schlagsahne und darauf Hauch Kakaopulver oder geröstete Mandelblätter.

„Zuckerhut"

*Pro Person je 1 Scheibe frische Ananas, Apfel,
Birne, Apfelsine, Kiwi, Banane, ferner ¼ l Sahne,
gem. Vanille*

Und so machen Sie's: Obstscheiben der Größe nach
zu einem „Zuckerhut" stapeln. Sahne mit Vanille
nicht ganz steif schlagen, über den Zuckerhut
gießen.

Garnitur: 1 Nuß, Weintraube oder Erdbeere
obenauf setzen.

Tip: Verwenden Sie nur vollreifes Obst. Es ist
bekömmlicher und entfaltet sein volles Aroma.

Gefüllte Zwetschgen auf Banane

*Pro Person: 4 Stücke Banane, ca. 2 cm hoch, 4 halbe
Zwetschgen, 4 kleine Stücke Honig-Marzipan,
4 halbe Walnußkerne, Zitronensaft*

Und so machen Sie's: Bananenstücke mit Zitronensaft bepinseln, damit sie nicht braun werden.
Zwetschgen waschen, trocknen, halbieren,
entsteinen. 1 Stückchen Marzipan auf die Schnittfläche legen und darauf ½ Walnußkern. Zwetschgen
auf die Bananenstumpen setzen, mit Zahnstocher
befestigen.

Variation: Statt Zwetschgen können Sie auch
Aprikosen oder Mirabellen nehmen.

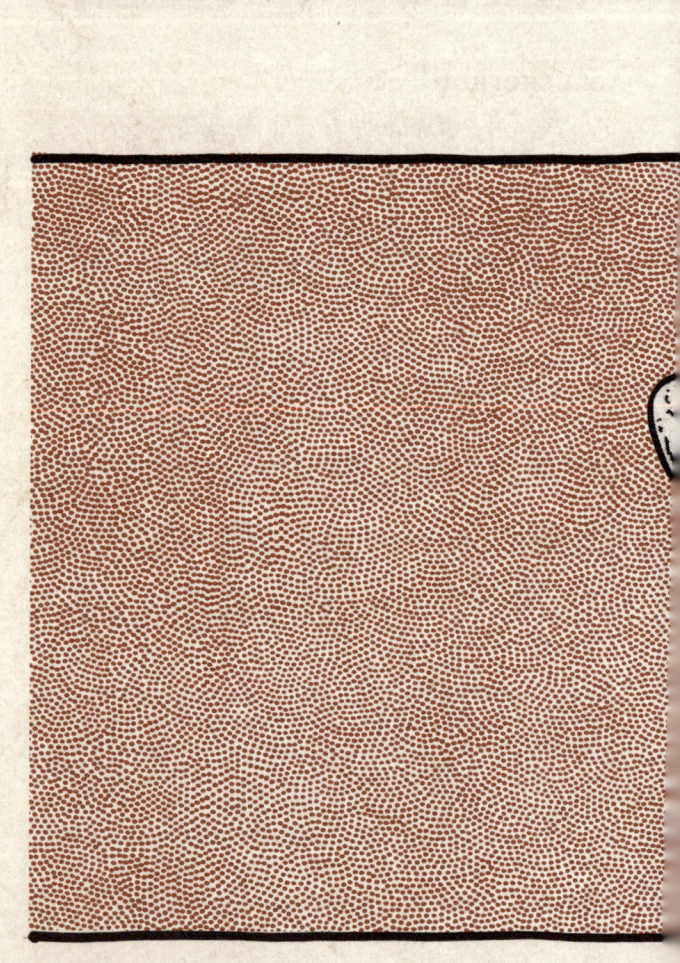

Aus vollem Korn gebacken

Rezepte, die auch Anfängern gelingen!

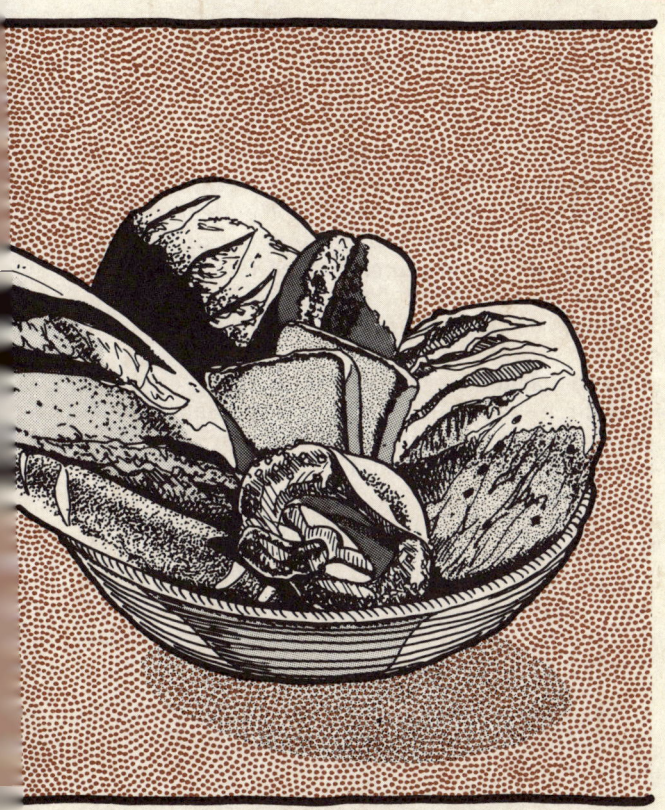

I. Vollkornbrot,
mit „einem Krümel Hefe"
– wenig Arbeitsaufwand,
viele Möglichkeiten

Grundrezept

*3-5 g Hefe (ja, Sie haben richtig gelesen:
3-5 Gramm), 1000 g kaltes Wasser, 1 geh. Tl
Vm-Salz, 1100 g Wv-Mehl, 200 g Rv-Mehl (beides
fein gem.), ungeh. Pflanzenmargarine zum Fetten
der Formen, ca. 50 g ungeschälter Sesam oder
Sonnenblumenkerne oder Leinsamen, ca. 50 g
Wv-Mehl als Streumehl*

Und so machen Sie's: Hefe mit dem Wasser
verrühren, bis sie sich gelöst hat. Vm-Salz
dazugeben, gut verrühren. Vollkornmehl auf
einmal hineinschütten und mit einem Holzlöffel
einarbeiten.
Und das ist alles! Kein Kneten!
Wählen Sie eine Schüssel, die groß genug, aber
nicht zu weit, sondern eher hoch ist. Decken Sie die
Schüssel gut ab, zunächst mit einem Tuch und
darüber mit einem Brett, Teller oder Deckel. Das
Teigvolumen wird sich etwa verdoppeln.

1. Teigruhe: Mindestens 4 Stunden, längstens über
Nacht, also etwa 10 Stunden, bei normaler
Küchentemperatur.

Backformen gut einfetten und mit Sesam,
Leinsamen oder Sonnenblumenkernen ausstreuen.
Nach der Ruhezeit den Teig kräftig durcharbeiten,
bis die Gärgase entwichen sind. Mit Hilfe des
Streumehls Rollen in der Länge der Brotformen
machen, in die Brotkästen legen, Teigschluß nach
unten. Die Formen dürfen nur zur Hälfte gefüllt
sein!
Die Oberfläche mit Wasser einstreichen und
ebenfalls bestreuen.

2. Teigruhe: Ca. 5 Minuten. Während dieser Zeit
schalten Sie den Backofen — auch beim Heißluftherd — auf ca. 225° C. Dann schieben Sie die Brote
ein: zweite Schiene von unten. Stellen Sie ein
flaches, hitzebeständiges Gefäß mit heißem Wasser
dazu.

Backzeit: 50-60 Minuten, je nach Größe der
Backformen. Brote vorsichtig aus den Formen
nehmen: sie sind gut, wenn das Klopfen auf der
Unterseite hohl klingt. Sonst ohne Form noch
einige Minuten nachbacken. Auf einem Gitter
auskühlen lassen.

Das Brotbacken nach diesem Rezept macht kaum
Arbeit, aber das stets gute Gelingen ist immer
wieder ein Erfolgserlebnis.
Dieses Brot schmeckt intensiv nach Getreide und
leicht säuerlich. Es ist sehr bekömmlich. Sie
können es profitlich schneiden und auch einfrieren,
eventuell portionsweise in Scheiben geschnitten.

Variationen:

Kräftiges Vollkornmischbrot

1000 g Weizen, 200 g Grünkern, 100 g Dinkel, zusammen mit je ½ Tl Fenchel-, Koriander-, Kümmelsamen fein mahlen, 1 geh. Tl K-Salz, sonst wie vor beschrieben. Bestreuen mit Leinsamen.

Das schnelle, süße Sonntagsbrot

850 g Wasser, 1000 g Weizen, 250 g fein gem. Dinkel, 100 g grob geh. Haselnüsse, 100 g ungeschwefelte Rosinen/Sultaninen, 1 gestr. El Honig, ¼ Tl Zimt, sonst wie vor beschrieben, jedoch nach der ersten Teigruhe 150 g Sahne einarbeiten. Bestreichen mit Eigelb-Milch-Gemisch, bestreuen mit gehackten Nüssen oder Sonnenblumenkernen.

Dieses Brot in 2 Springformen, die Sie mit Alufolie abdecken, backen. Macht am Morgen kaum Mühe und kühlt, weil es flacher ist, schnell aus. Eine willkommene Überraschung für den Frühstückstisch am Sonntagmorgen!

Rustikale Vollkornbrötchen

1250 g fein gem. Weizen, 100 g leicht gerösteter Sesam oder leicht geröstete Sonnenblumenkerne (s. S. 103), 50-100 g Streumehl, zum Bestreuen Sesam, Sonnenblumenkerne, Mohn

Teigzubereitung: Wie vor beschrieben.

Und so machen Sie's weiter: Nach der langen Ruhezeit den Teig durcharbeiten, Streumehl nach Bedarf verwenden. Mit 2 Eßlöffeln Brötchen abstechen, auf ein gefettetes oder mit Backtrennpapier ausgelegtes Backblech setzen, mit Wasser bepinseln, dabei die Teigstücke glatt streichen, mit Sesam, Mohn oder Sonnenblumenkernen bestreuen, mit einem Tuch abdecken.

Teigruhe: 5-10 Minuten, je nach Raumtemperatur.

Backen: Backofen auf 200° C vorheizen — auch den Heißluftherd. Mit dem Einschieben der Brötchen auf 225-250° C hochschalten, 20-30 Minuten backen. Ein flaches, hitzebeständiges Gefäß mit genügend heißem Wasser unten in den Ofen stellen und während der gesamten Backzeit stehen lassen. So können Sie mit wenig Arbeitsaufwand 40 bis 45 Brötchen = 2 Backbleche backen. Sie schmecken nach einigen Tagen noch gut, lassen sich aber auch gut aufbacken bzw. einfrieren.

Aufbacken der Brötchen: Die Brötchen mit Wasser bepinseln oder ½ Sekunde unter einen Wasserstrahl halten und im vorgeheizten Backofen einige Minuten aufbacken. Wer sie lieber kroß mag, läßt sie etwas länger im ausgeschalteten Ofen.

Auftauen der Brötchen: Brötchen etwa 1 Stunde vorher aus der Tiefkühltruhe nehmen, die Tüte entfernen und Brötchen antauen lassen. Backofen

auf etwa 200° C aufheizen, Brötchen mit flüssiger
Butter oder mit Wasser bepinseln, auf das Gitter
legen und einige Minuten aufbacken, je nach
Wunsch weich bis knusprig.

Tips: Die Meßbecher sind nicht immer genau.
Machen Sie sich einmal die Mühe und wiegen die
immer wiederkehrenden Mengen in den Meß-
becher, ziehen Sie mit einem wasserunlöslichen
Filzstift einen Strich. Das hilft Ihnen zum guten
Gelingen Ihrer Backwaren.
Kaufen Sie beim Bäcker einen Block Hefe = 500 g,
drücken Sie die Hefe fest in ein Schraubglas. Im
Kühlschrank hält sie sich 2-3 Wochen. Den Deckel
hin und wieder reinigen. Sie kommen so nie in
Verlegenheit, wenn Sie zwischendurch einmal
backen wollen oder sich unerwartet Besuch ansagt.
Zum Brotbacken eignen sich besonders Brotformen
mit Deckel. Dann braucht kein Wasser in den Ofen
gestellt zu werden. Sie können vorhandene Formen
allerdings auch mit Alufolie abdecken.
Wählen Sie für Ihre Brote mal andere Formen:
Römertopf, Kranzform, Rehrückenform (besonders geeignet für Toastbrote), Springform. Flechten
Sie mal einen Zopf oder formen Sie einen Kranz,
den Sie außen in regelmäßigen Abständen
einschneiden.

Lagerung von Brot: Kühl und luftig, nicht im
Kühlschrank und nicht in luftundurchlässigen
Plastiktüten. Günstig ist die Aufbewahrung in
einem Keramik-Brottopf oder einem Holz-Brot-

kasten. Es sollten aber Lüftungslöcher vorhanden
sein. Ein anderer Vorschlag: Brot mit der Schnittfläche auf ein Holzbrett legen und lose mit einem
Leinentuch abdecken.

II. Weizenvollkornbrötchen
– und wie Sie das Rezept
abwandeln können

Grundrezept

35-40 g Hefe, 350 g kaltes Wasser, 1 Tl Vm-Salz,
500 g fein gem. Wv-Mehl, davon 1 Handvoll als
Streumehl zurücklassen

Und so machen Sie's: Hefe mit etwas Wasser
verrühren, bis sie sich gelöst hat. Das restliche
Wasser und die Gewürze dazugeben, dann ⅔ des
Mehls mit dem Holzlöffel einarbeiten. Restliches
Mehl – bis auf das Streumehl – unterrühren. Den
Teig auf die Arbeitsfläche geben und wie folgt
kneten: Den Rand des Teigstücks zur Mitte hin
einschlagen, mit beiden Handballen andrücken,
Teigstück um 90° drehen, wiederum einschlagen,
andrücken, drehen usw. Das Streumehl immer von
unten dazu „stäuben". Es kommt dann durch das
Einschlagen des Teigrands nach oben. Wenn sich in
der Teigmitte ein „Loch" bildet, den Teig doppelt
schlagen und von vorn beginnen. Sie erhalten so
eine gespannte Teigdecke und nur einen Teigschluß.

Knetzeit: Ca. 15 Minuten.

Dann eine Kugel formen, mit dem Teigschluß nach unten auf die leicht mit Mehl bestäubte Arbeitsfläche legen, mit der Schüssel abdecken.

Teigruhe: Ca. 15 Minuten, richtet sich nach der Raumtemperatur.

Nochmals kräftig durchkneten. Teig zu einer Kugel formen, längs und quer durchschneiden, so daß 4 Teile entstehen. Diese 4 Stücke gleicher Größe wiederum je zu einer Kugel und dann zu einer Rolle formen, in 4-5 Teile schneiden. Diese kleinen Teigstücke zu runden Brötchen formen, und zwar so: Nehmen Sie in jede Hand ein Teigstück, drücken es mit der Handfläche leicht flach, fangen an, das Teigstück zu rollen und dabei die Hand zu heben. Die Finger hängen leicht herab, die ganze Hand bildet jetzt eine Art „Käfig" für die Brötchen. Der Daumen gibt das Teigstück immer wieder in den „Käfig" zurück. In wenigen Sekunden entstehen so kugelrunde Brötchen. Es geht schneller, wenn Sie sich angewöhnen, mit beiden Händen kreisförmig gegeneinander zu rollen. Bitten Sie eventuell Ihre Kinder, beim Formen der Brötchen zu helfen. Es macht ihnen sicherlich Spaß; und was die Kinder selbst kneten, rollen, verzieren dürfen, essen sie mit Begeisterung.
Die Brötchen in Reihen zu 4 x 5 Stück - oder beim Heißluftherd 4 x 4 Stück − auf das gefettete oder mit Backtrennpapier ausgelegte Backblech legen,

mit einem Tuch abdecken und nach der nochmaligen Teigruhe von ca. 15 Minuten mit Wasser bepinseln und abbacken.

Backzeit: Ca. 20 Minuten im vorgeheizten Ofen bei 225-250° C. Ein flaches, hitzebeständiges Gefäß mit heißem Wasser unten in den Ofen stellen und während der gesamten Backzeit stehen lassen.

Tip: Teig von Händen, Teigschüssel oder Arbeitsfläche läßt sich am besten mit kaltem Wasser und einem Plastik-Topfballen entfernen. Spültücher, Bürsten oder Schwämme nehmen den Teig zu sehr durch die Fasern bzw. Borsten auf.

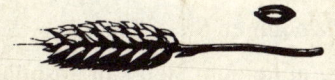

Variationen:

Brötchen mit Mohn, Sesam, Kümmel, Leinsamen, Sonnenblumenkernen

Brötchen wie vor beschrieben herstellen, gut mit kaltem Wasser bepinseln und mit der Oberfläche vorsichtig in Mohn etc. tauchen, dabei leicht drehen, damit reichlich Belag haften bleibt. Brötchen auf das vorbereitete Blech setzen.

Brötchen mit Zwiebeln, Pfeffer und Knoblauch

Zutaten wie vor, ferner: 1 mittelgroße Zwiebel (fein geh.), 1 Pr. weißer Pfeffer, 1 Knoblauchzehe (in Öl gepreßt), je ½ Tl Vm- und K-Salz, eventuell etwas mehr Streumehl

Zubereitung wie vor beschrieben. Als Belag: Sesam, Sonnenblumenkerne, Leinsamen.

Pfeffer-Brötchen

Zutaten wie vor, ferner: 1-2 Tl in Salzlake eingelegte, grüne Pfefferkörner, 1 Knoblauchzehe (in Öl gepreßt)

Statt Vm-Salz nehmen Sie K-Salz.

Pfefferkörner auf einem Sieb kalt abspülen, abtropfen lassen. Herstellung wie vor beschrieben, eventuell etwas mehr Streumehl verwenden. Als Belag: Mohn, Kümmel, Leinsamen.

„Überraschungs-Brötchen"

300 g Weizen, 200 g Dinkel, 16 bzw. 20 Stück Emmentaler Käse oder Rindersalami etwa 1,2 x 1,2 cm groß, sonst wie Grundrezept

Herstellung wie Grundrezept, in die geformten Brötchen von der Unterseite 1 Stückchen Käse/ Salami eindrücken, Teigschluß gut verkneten, da

sonst der Käse beim Backen auslaufen könnte.
Obenauf je ½ Walnuß drücken.

Tips: Alle Brötchen schmecken so köstlich, daß Sie
gleich mehrfache Mengen herstellen sollten. Der
Arbeitsaufwand ist nicht sehr viel größer, doch
können Sie so einen Vorrat schaffen. Brötchen
portionsweise einfrieren.
Brötchen sind kleine Teigstücke mit großer
Oberfläche, die im Heißluftherd eventuell leicht
austrocknen können. Daher zum Backen im
Heißluftherd aus der einfachen Teigmenge nur
16 Brötchen formen.
Sollten die Brötchen nach einer Backzeit von
20-25 Minuten noch nicht die gewünschte Farbe
haben, nehmen Sie sie trotzdem aus dem Ofen. Sie
werden nicht brauner, sondern trocknen aus, wenn
sie länger backen. Sie sollten die Brötchen dann
statt mit Wasser mit Eigelb-Milch-Gemisch oder mit
etwas aufgegossenem Getreidekaffee einstreichen.
Aufbacken bzw. Auftauen der Brötchen s. S. 115.
Wichtig: Das Getreide muß trocken sein. Es läßt
sich besser vermahlen (besonders wichtig bei
Hand-Getreidemühlen), und Sie erhalten ein
besseres Backergebnis.

Vollgetreide sollte immer nach dem Mahlen sofort
verarbeitet werden. Besitzen Sie noch keine
Getreidemühle (s. S. 26: „Geräte . . . "), können Sie
das Getreide für den Frischkornbrei zunächst mit
Omas Kaffeemühle von Hand mahlen. So hat es bei
mir auch angefangen.

Fast alle Naturkostläden oder Reformhäuser mahlen Ihnen das Getreide auch frisch. Das ist allerdings zeitraubend und teurer. Sie sind unabhängig und handeln preiswerter, sobald Sie sich eine eigene Getreidemühle „leisten". Sie können dann alle Getreidesorten in größeren Mengen auf Vorrat lagern (kühl und trocken, und den Sack immer wieder bewegen). Das wirkt sich günstig auf die Preiskalkulation in der Vollwert-küche aus.

III. Kuchen, Kleingebäck, Plätzchen
– bei groß und klein beliebt

Dattel-Kokos-Törtchen

200 g frische oder 150 g getrocknete, entsteinte Datteln, 75 g Butter, 2 El Birnendicksaft, 2 Eier (getrennt), 125 g Wv-Mehl, 1 Tl Weinstein-Backpulver, 100 g Cashew- oder Walnußkerne, gem. Vanille, 20-24 Stück Banane, 1,5 cm dick, oder frische Ananasstückchen, Saft von ½ Zitrone, 1 Tl Honig, 2 El Kokosraspeln, 20-24 Papier-Backförmchen

Und so machen Sie's: Datteln in kleine Würfel schneiden. Butter und Birnendicksaft schaumig rühren, Eigelb hinzufügen und weiterrühren, bis eine cremige Masse entstanden ist. Wv-Mehl mit

Backpulver, Vanille und Nüssen mischen und im Wechsel mit Datteln und Eischnee mit dem Teigschaber unterheben, nicht rühren! Obststückchen vorbereiten. Teig auf die Förmchen verteilen, halbvoll füllen, Obst in den Teig drücken und abbacken. Törtchen auf einen Rost geben, einige Minuten abkühlen lassen. Zitronensaft mit Honig verrühren, die Törtchen damit bepinseln und mit Kokosraspeln bestreuen.

Backzeit: Im vorgeheiztem Ofen bei 180° C 20-25 Minuten.

Dinkel-Nuß-Rosinen-Kuchen

200 g Butter, 200 g Honig (eventuell weniger), 4-5 Eier (je nach Größe), 350 g fein gem. Dinkel, 1 Pr. Weinstein-Backpulver, 100 g grob geh. oder geraspelte Mandeln/Haselnüsse, 75 g ungeschwefelte Rosinen, Korinthen, Weinbeeren, Delifruit nach Geschmack, wahlweise gem. Zimt oder Vanille, eventuell etwas Milch, ungeh. Pflanzenmargarine und V-Paniermehl für die Form

Und so machen Sie's: Butter gut schaumig rühren, Honig dazugeben und 4-6 Minuten weiterrühren, dann nacheinander die Eier einarbeiten, rühren, bis eine cremeartige Masse entstanden ist. Dinkelmehl mit Backpulver und Gewürzen mischen und im Wechsel mit Nüssen/Mandeln und Trockenfrüchten unter den Teig heben. Der Teig sollte schwer reißend vom Löffel fallen, eventuell mit Milch

ausgleichen. Eine Kasten- oder Springform gut
ausfetten, mit V-Paniermehl ausstreuen, Teig
einfüllen und glatt streichen.
Nach dem Backen den Kuchen auf einem Gitter
etwa 5 Minuten auskühlen lassen, aus der Form
nehmen.

Backzeit: Im vorgeheiztem Ofen bei 180-200° C
50-60 Minuten, je nach Formgröße.

Garnitur: Schlagsahne, mit gem. Zimt und etwas
Honig abgeschmeckt.

Variation: Mit einem Schaschlikspieß Löcher in den
abgekühlten Kuchen stechen und mit Zitronen-
oder Apfelsinensaft tränken.

Kokos- oder Mandelschleier

*125 g Wv-Mehl, 100 g Honig, 125 g Butter, 125-140 g
feine Kokosflocken oder fein ger. weiße Mandeln*

Und so machen Sie's: Alle Zutaten von Hand
schnell zu einem Teig zusammennehmen. Zunächst
Kugeln von 1,5 cm Durchmesser rollen. Diese dann
auf dem gefetteten Blech mit dem Daumen schön
rund und dünn auseinanderdrücken, Größe etwa
4 cm Durchmesser. Die Menge füllt 2 Bleche.
Hellbraun abbacken. Plätzchen mit dem Pfannen-
heber vom Blech auf einen Rost geben. Sie werden
beim Abkühlen knusprig und halten sich in einer
Dose mehrere Wochen.

Backzeit: Bei 160-180° C 5-8 Minuten.

Tip: Ich backe immer die doppelte Menge an Plätzchen, nicht nur weil sie so gut schmecken, sondern weil sie auch als Nachtisch, mit einem Tupfer Sahne und 1 Stück Obst verziert, gut ankommen. Diese Plätzchen haben allerdings einen Durchmesser von 7-8 cm.

Nuß- oder Kokosecken oder -plätzchen

Für ein Backblech: 375 g Wv-Mehl, 2 Tl Backpulver, 150 g Honig, gem. Vanille oder Zimt, 2 Eier, 60 g Butter
Belag: 150 g Butter, 150 g Honig, 4-6 El Wasser, 300 g gem. Haselnüsse oder 300 g feine Kokos-raspeln, gem. Vanille und/oder Zimt

Und so machen Sie's: Aus den Zutaten einen Knetteig bereiten, zu einer Kugel formen, in Folie einwickeln und etwa 30 Minuten in den Kühlschrank legen. Auf dem gefetteten Backblech ausrollen, eventuell Backtrennpapier oder Folie zu Hilfe nehmen. Für den Belag die Butter flüssig machen, Wasser und Honig unterrühren, abkühlen lassen. Dann die Nüsse oder Kokosraspeln sowie Vanille/ Zimt einrühren, gleichmäßig auf den Boden streichen und abbacken. Auf dem Blech etwas ab-kühlen lassen, in Quadrate von etwa 12 x 12 cm Größe und diese diagonal zu Dreiecken schneiden.

Backzeit: Im vorgeheizten Ofen bei 180° C
15-20 Minuten.

Tips: Ich backe gleich 2 Bleche, 1 Blech mit
Nußbelag, 1 Blech mit Kokosbelag, und schneide
auch Plätzchen in der Größe von ca. 5 x 2 cm.
Dieses Gebäck hält sich in einer Dose sehr lange.

Feiner Obstkuchen –
1 Rezept = 5 Kuchen

*200 g Butter, 150-200 g Honig (je nach Obstsorte),
3-4 Eier, 200 g Wv-Mehl, 2 Tl Weinstein-Backpulver,
150 g fein gem. Mandeln oder Haselnüsse, ungeh.
Pflanzenmargarine und V-Paniermehl für die Form*

Und so machen Sie's: Butter und Honig ca.
10 Minuten schaumig rühren, dann erst die Eier
nach und nach zugeben. Wv-Mehl und Mandeln/
Nüsse mischen, dazugeben. Unter das letzte Drittel
Backpulver ziehen, zum Teig geben und einige
Minuten weiterrühren. Teig in eine gefettete, mit
V-Paniermehl ausgestreute Springform von 28 cm
Durchmesser füllen und glatt streichen. Mit Obst
wie folgt belegen:
1. geschälte, eingeritzte Apfelviertel, Hauch Zimt
obenauf
2. halbierte, eingeschnittene Zwetschgen, geh.
Walnüsse darüberstreuen
3. halbierte Aprikosen (Schnittflächen nach oben),
auf jede ¼ Tl Teig

4. reife Stachelbeeren, mit dem Zahnstocher
einstechen, Hauch Delifruit darüber
5. entsteinte Sauerkirschen, 2 El Kirschwasser,
Kokosraspeln mit Zimt darüberstreuen.

Backzeit: Im vorgeheizten Ofen bei 175° C
40-50 Minuten, je nach Obstsorte.

Variation: Gut ⅔ des Teigs in die Springform füllen,
Obst darauf verteilen, den Rest des Teigs unregel-
mäßig darauf „klecksen".

Tip: Diese Kuchen lassen sich gut auf einem
Pappteller einfrieren.

Sahnekränzchen

*Teig: 250 g sehr feines Wv-Mehl, 175 g Butter in
Flocken, 5 El Crème fraîche, 1-1½ Eiweiß*
*Zum Bestreichen: 1 El Rum und 2 El Honig,
Nuß-Mus oder Marmelade (ohne Zucker)*
Zum Bestreuen: geh. Mandeln

Und so machen Sie's: Die Zutaten zu einem glatten
Knetteig verarbeiten, zu einer Kugel formen, in
Folie einrollen und mindestens 2 Stunden in den
Kühlschrank legen. Dann ½ cm dick ausrollen,
Ringe ausstechen, diese mit Rum-Honig bepinseln,
mit Mandeln bestreuen. Die beim Ausstechen der
Kränzchen anfallenden Mittelkreise mit Nuß-Mus

oder Marmelade zusammensetzen, mit Rum-Honig bepinseln und mit gehackten Mandeln bestreuen.

Backzeit: Im vorgeheizten Ofen bei 200-220° C 10-15 Minuten goldbraun. Ringe und Mittelstücke getrennt backen. Ein Wassergefäß in den Ofen stellen!

Joghurt-Waffeln

125 g weiche Butter, 4 Eier (getrennt), 250 g Wv-Mehl (besonders fein), 1 Tl Backpulver, 300 g Bioghurt, Vanille, 1 Pr. Vm-Salz, abger. Schale von 1 Zitrone, Milch

Und so machen Sie's: Butter verrühren, Eigelb dazugeben. Ca. 8 Minuten rühren, bis eine schaumige Masse entstanden ist. Abwechselnd Mehl-Backpulver-Gemisch, Bioghurt und dann die Gewürze dazugeben, mit Milch auf die richtige Konsistenz bringen. 10 Minuten quellen lassen. Dann Eischnee und eventuell noch Milch unterheben. Der Teig sollte dickflüssig sein.
Waffeleisen nach Gebrauchsanweisung vorbereiten. Waffeln backen, sofort auf ein Gitter legen. Sie schmecken warm, aber auch kalt gut.

Garnitur: ¼ l Sahne steif schlagen, mit Vanille und Honig abschmecken, oder Kompott aus rohen, pürierten Früchten der Jahreszeit, eventuell etwas geschlagene Sahne unterziehen.

Vanille-Waffeln

Mögen Kinder besonders gern!

200 g Butter, 4 Eier, 100-150 g Honig, 250 g feines Wv-Mehl, ½ Päckchen Weinstein-Backpulver, 1 El Rum, Vanille nach Geschmack, 125 g Wasser (eventuell mehr)

Und so machen Sie's: Butter, Eier und Honig ca. 8 Minuten schaumig rühren, die übrigen Zutaten nacheinander zugeben. Der Teig sollte nicht zu dickflüssig sein (Probe backen!). Waffeleisen nach Gebrauchsanweisung einstellen, Teig einfüllen, gleichmäßig verteilen und nicht zu dunkel backen. Sofort auf ein Gitter geben. Entweder warm essen oder abkühlen lassen.
Dazu schmeckt gut ein Kompott aus frischen Früchten oder Schlagsahne, abgeschmeckt mit Rum, Honig, Vanille.

Windbeutel mit fruchtiger Füllung

250 g Wasser, 80 g Butter, 1 Pr. Vm-Salz, 160 g Wv-Mehl (sehr fein gem.), 260 g Eier, mit Schale gewogen, für das Blech ungeh. Pflanzenmargarine oder Backpapier

Und so machen Sie's: Wasser mit in Stückchen geschnittener Butter und Vm-Salz in einem nicht zu großen Topf zum Kochen bringen. Das Mehl auf einmal dazugeben und mit einem Holzlöffel so lange kräftig rühren, bis sich die Masse als Kloß vom Topf löst und sich eine helle Schicht am Boden ansetzt. Von der Feuerstelle nehmen, ein Ei einarbeiten. Die Masse etwas abkühlen lassen, erst jetzt die restlichen Eier nach und nach einarbeiten, am besten mit den Knethaken des Handrührers. Rühren, bis der Teig glatt und glänzend ist; er sollte sich nur schwer vom Löffel lösen. Backblech fetten und mit dem Spritzbeutel — grobe Tülle — ca. 12 Windbeutel spritzen.

Backzeit: Im vorgeheizten Ofen bei 220° C 25-30 Minuten, 10 Minuten ohne Strom nachbakken. In der ersten Hälfte der Backzeit die Ofentür nicht öffnen!

Füllung: ¼ l Sahne steif schlagen, zerkleinertes Obst der Jahreszeit und Honig oder Ahornsirup und Zimt oder Vanille oder Delifruit nach Geschmack unterheben. Windbeutel durchschneiden, füllen, eventuell mit Obst seitlich garnieren.

Oder: Sahne-Füllung, s. S. 105.

Oder: Spritzen Sie etwa 24 kleine Windbeutel und füllen Sie sie mit einer Käse-Quark-Mischung, mit viel Kräutern und Zwiebeln abgeschmeckt.

Tip: Wir mögen es besonders gern, wenn die durchgeschnittenen Windbeutel geröstet und die Hälften dann gefüllt werden. So lassen sie sich auch besser essen.

Vollkorn-Zwieback –
Makronen-Zwieback

35 g Hefe, ¼ l Milch, 1 Pr. Vm-Salz, 500 g Wv-Mehl, 80 g flüssige Butter, 80 g Honig, 1 Ei (muß aber nicht sein), Fett für die Formen, Milch zum Bepinseln

Und so machen Sie's: Hefe mit der Milch verrühren, Salz dazugeben, dann das Wv-Mehl einarbeiten, flüssige Butter und Honig und Ei verrühren und dazugeben. Etwa 10 Minuten kneten, Teig zu einer Kugel formen, auf die bemehlte Arbeitsfläche legen, mit der Schüssel abdecken und etwa 20 Minuten ruhen lassen. Dann nochmals gut durchkneten, in kleine gefettete Kasten- oder Rehrückenformen geben, gleichmäßig flach drücken, mit gefetteter Alufolie bedecken, ca. 10 Minuten aufgehen lassen, dann abbacken. Alufolie während des Backens nicht abnehmen. Aus dem Ofen nehmen, Alufolie entfernen, etwas abkühlen lassen und auf ein Gitter stürzen. Am nächsten Tag in zwiebackdicke Scheiben schneiden und bei 180° C hellgelb rösten.

Backzeit: 20-30 Minuten bei 180° C im vorgeheizten Ofen.

Makronen-Zwieback

1 Eischnee mit 1 Pr. Vm-Salz steif schlagen, 50 g gem. Mandeln oder Haselnüsse und gut 1 Tl Honig unterheben, auf die geschnittenen Zwiebäcke streichen und dann hellgelb rösten.

Vollwert-Ernährung von früh bis spät

14-Tage-Küchenfahrplan

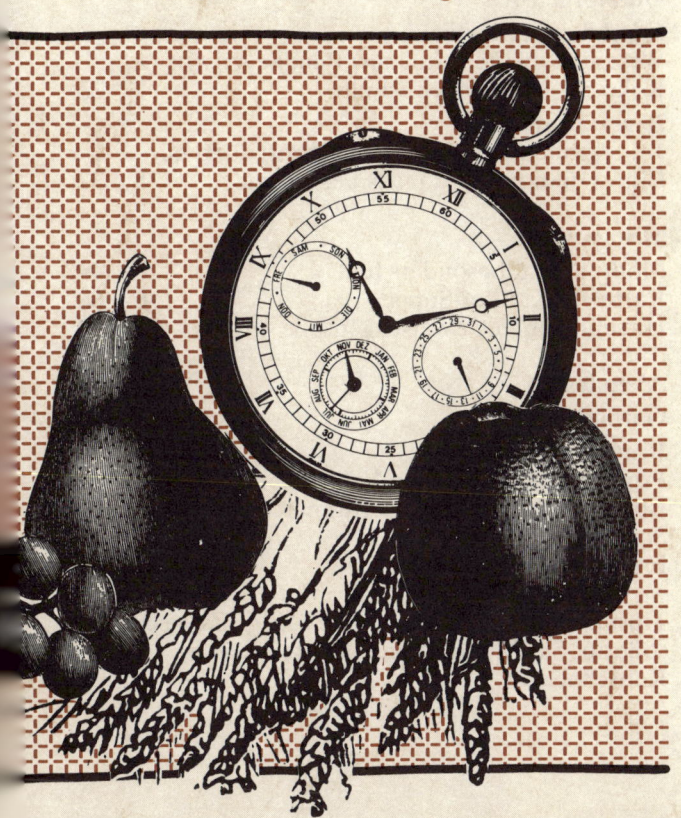

1. Tag

Frühstück
Gutmorgen-Tee
Frischkorn-Frühstück:
Weizen und Hirse, Ananas, Banane, frische
Kokosraspeln, Hauch Vanille   S. 33
Pausenbrot:
1-2 Scheiben Vollkorn-Knäckebrot, dünn mit
Butter oder Kräuterquark bestrichen   S. 37

Mittagessen
Möhrensalat, besonders fein   S. 49
Kartoffel-Kräuter-Suppe   S. 68
Hirsenudeln mit Zwetschgensoße   S. 79

Abendessen
Garnierte Banane   S. 99
Brotteller:
Pro Person 1-2 Scheiben Vollkornbrot   S. 112
Butter, Emmentaler Käse, Tomaten-Achtel,
Schnittlauch
Früh- und Abend-Kräutertee

Tips: Bereiten Sie eine größere Menge Zwetschgensoße zu. Sie schmeckt am nächsten Tag als
Kaltschale gut.

Fragen Sie im Reformhaus, Naturkostladen oder beim Käsehändler nach Rohmilch- oder Sauermilchkäse. Bevorzugen Sie Käsesorten mit reduziertem Kochsalzgehalt.

Morgen mittag gibt es Reisplinsen mit Möhren natur. Beim Einkauf daran denken: Naturreis und entsprechend mehr Möhren mitbringen.

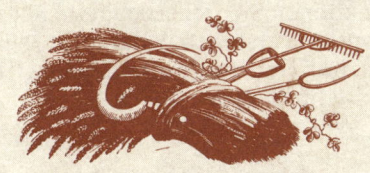

2. Tag

Frühstück
Brennessel-Tee

Frischkorn-Frühstück:
Gerste — einfach und schnell zubereitet   S. 33

Pausenbrot:
½ Apfel und einige Haselnußkerne   S. 37

Mittagessen
Gurke im Tomatenkranz:
„Rot-grün-weißer Teller"   S. 45
Zwetschgenkaltschale (s. 1. Tag)   S. 71
Reisplinsen mit Möhren natur   S. 90

Abendessen
Chinakohl mit Obst   S. 41
Brotteller:
Vollkornbrötchen   S. 117/S. 119
mit vegetarischen Aufstrichen
Malven-Tee

Tip: Wenn die hiesige Freilandtomaten-Ernte zu
Ende geht, können Sie sicherlich reife Suppentomaten preiswert erstehen. Kaufen Sie dann einige
Kilogramm, pürieren Sie die Früchte und frieren sie
portionsweise für Suppen, Soßen etc. ein.

3. Tag

Frühstück
Apfelschalen-Tee
Frischkorn-Frühstück:
Dinkel-Beeren-Müsli, Erd-, Him-, Brom-,
Blaubeeren, Pinienkerne   S. 33

Pausenbrot:
1 dünne Scheibe Vollkornbrot, dünn mit Frischkäse
und Dattel-Orangen-Mus bestrichen, doppelt
„klappen". Heute bleibt die Butter weg.   S. 37

Mittagessen
Kopfsalat mit Keimlingen und Kräutern   S. 46
Schwarzwurzeln mit Kokosnuß   S. 54
Buchweizen-Auflauf mit Obst und Nüssen   S. 74
Joghurt (Bioghurt) oder
Dickmilch mit Obst   S. 103

Abendessen
Obst-Rosette   S. 106

Brotteller:
Vollkorn-Knäckebrot, Butter, Doppelrahm-Frisch-
käse mit Kräutern, Gurken- und Tomatenscheiben
Fenchel-Tee

Tips: Besonders lecker sind leicht geröstete
Pinienkerne (s. S. 103).
Das Kopfsalat-Herz für die Salatplatte am 5. Tag
zurücklegen (ausnahmsweise), in Frischhaltefolie
wickeln und im Gemüsefach des Kühlschranks
aufbewahren.
Joghurt/Dickmilch mit Obst ist auch als Pausenbrot
geeignet (Löffel nicht vergessen!).

4. Tag

Frühstück
Karkade-Tee

Frischkorn-Frühstück:
Roggenkeimlinge nach Dr. Evers, mit frischem
Obst und eingeweichten Trockenfrüchten   S. 34

Pausenbrot:
1 Scheibe frische Ananas, in Würfel geschnitten,
Frischhaltedose, Kuchengabel dazulegen   S. 38

Mittagessen

Spinat mit Weintrauben   S. 57
Rotkohl mit Äpfeln und Nüssen   S. 51
Rosenkohl-Auflauf mit Haselnüssen   S. 92
Rhabarber-Kompott   S. 107

Abendessen

Ananasscheibe in Kokos   S. 98
Hafersuppe mit Früchten   S. 67
Schafgarben-Tee

Tips: Kaufen Sie gleich Spinat für die Spinat-Pastete
am 5. Tag mit ein. Wenn es Ihre Zeit erlaubt und der
Spinat gut ausfällt und preiswert ist, einige
Portionen für Aufläufe etc. einfrieren.

Angeschnittene Ananas mit Frischhaltefolie
abdecken und mit der Schnittfläche nach oben in
einen geeigneten Becher stellen. Sie sollte aber
bald verbraucht werden.
Einige Rosenkohl-Röschen für die Salatplatte am
5. Tag aufheben.
Während der Sommerzeit koche ich gleich morgens
eine große Kanne Karkade-Tee, schmecke ihn mit
Zitronensaft und Honig ab. Herrlicher Durstlöscher! Schon die leuchtend-rote Farbe spricht
Kinder an!

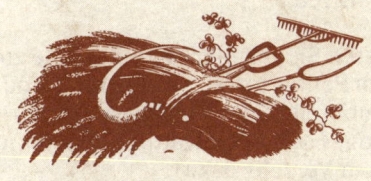

5. Tag

Frühstück
Florbella-Tee
Frischkorn-Frühstück einmal anders:
Grünkern mit Möhren und Kräutern   S. 34
Pausenbrot:
1 Kokosecke (sei mal erlaubt)   S. 38/S. 125

Mittagessen

Salatplatte mit Keimlingen und Kräutersoße S. 51
Spinat-Pastete   S. 95
Mokka-Schoko-Eis   S. 105

Abendessen

Erdbeer-Bananen-Kiwi-Teller
mit Orangensoße   S. 100

Brotteller:

Vollkornbrot oder Vollkornbrötchen S. 112/S. 119
Butter, Sauermilchkäse (z. B. Harzer
mit Edelschimmel)
Apfelschalen-Tee

Tips: Bereiten Sie reichlich Kräutersoße zu. Sie
schmeckt zu Pellkartoffeln (6. Tag) gut, und Sie sind
mit dem Zubereiten des Mittagessens morgen
schnell fertig. Geben Sie Kaltpreßöl aber jeweils
kurz vor dem Verzehr dazu!
Die Mokka-Schoko-Eismasse eignet sich gut als
Windbeutel-Füllung. Bereiten Sie doppelte Menge
und überraschen Sie Ihre Familie mit frisch
gebackenen Windbeuteln (s. S. 129).
Wenn Sie unbehandelte Äpfel bekommen, können
Sie die Schalen selbst trocknen. Geben Sie
getrocknete schwarze Johannesbeeren und
eventuell Hagebuttenschalen (selbst sammeln)
dazu, und Sie erhalten eine köstlich-erfrischende
Teemischung.

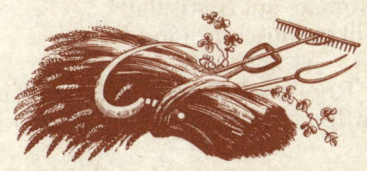

6. Tag

Frühstück
Rooibusch-Tee „Messina" oder „Straight"

Frischkorn-Frühstück:
„Herbstliche Variation" mit Hafer, Zwetschgen,
Birnen, Walnüssen, Hauch Delifruit   S. 34

Pausenbrot:
1 Stück Obst: Apfel, Birne, Banane
oder 2 Aprikosen, Zwetschgen, gründlich
gewaschen   S. 38

Mittagessen
Endivien „Eichhörnchen"   S. 43
Blumenkohl in Zimt-Sahne   S. 40
Kartoffeln mit Kräutersoße   S. 79
Schokopudding   S. 108

Abendessen
Früchte-Mix mit Sauermilch
Brotteller:
Gefüllte Tomate auf Blattsalat   S. 58
Dazu: Vollkornmischbrot mit Butter   S. 114

Tips: Der Rooibusch-Tee ist im Geschmack dem
schwarzen Tee sehr ähnlich, enthält aber kein
Koffein.
Kaufen Sie den Blumenkohl für das Hauptgericht
des 7. Tages mit ein.
Dünsten Sie mehr Pellkartoffeln, entweder für
einen Kartoffelsalat am Abend und/oder für das
Hauptgericht am 7. Tag.

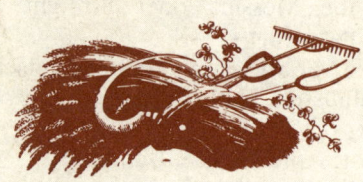

7. Tag

Frühstück
Getreidekaffee mit frischer Vollmilch
Frischkorn-Frühstück:
Gerste mit Beeren „rot-schwarz"   S. 35

Pausenbrot:
1 Stück Melone gewürfelt,
in Frischhaltedose, kleine Gabel
dazu legen   S. 38

Mittagessen
Chicorée mit Apfel und Nüssen   S. 41
Buttermilch mit frischen Beeren oder
Vollkornzwieback   S. 63 / S. 131
Blumenkohl in Kartoffel-Tomaten-Kranz   S. 72

Abendessen
Melone mit Sanddorn-Sahne   S. 104
Roter Kartoffelsalat   S. 81
Abendstimmung-Tee

Tips: Die angeschnittene Melone entkernen, mit
Frischhaltefolie abdecken, kühl aufbewahren. Sie
eignet sich als Pausenbrot und kann am 8. Tag zum
Frischkornbrei verwendet werden. Achten sie beim
Kauf der Melone auf den richtigen Reifegrad!
Wir verwenden Sauermilchprodukte mit hohem
Anteil an rechtsdrehender L (+)-Milchsäure. Die
Produkte sollten stets frisch eingekauft oder selbst
hergestellt werden.
Buttermilch mit frischen Beeren — ein köstlicher
Imbiß an heißen Tagen. Gut gekühlt servieren!

8. Tag

Frühstück
Tee: je zur Hälfte Kamille und Fenchel
Frischkorn-Frühstück:
„Das süße Müsli" mit Dinkelkeimlingen,
Melone, Birne, Cashewkernen   S. 35
Pausenbrot:
1 Vollkornbrötchen, dünn mit Butter bestrichen,
Rettich und/oder Gurkenscheiben   S. 38

Mittagessen
Rettich mit Apfel und Sesam   S. 49
Selleriesuppe „Weiß-rot-grün"   S. 69
Spargel in Schollenfilets —
ein typisches Mai-Rezept   S. 93

Abendessen
Tomatensalat mit Keimlingen   S. 58
Zwiebelkuchen   S. 96
Sauermilch (Butter-, Schwedenmilch, Kefir)

Tip: Spargelkochwasser aufheben. Morgen gibt es
eine Spargelcremesuppe. Denken Sie beim Einkauf
daran!

9. Tag

Frühstück
„Püpchen-Tee": Anis-, Fenchel-, Kümmel-,
Koriander-Samen zu gleichen Teilen mischen.
Kann auch als Brotgewürz eingesetzt werden!

Frischkorn-Frühstück:
Gerste mit Datteln, Apfel und Birne   S. 35

Pausenbrot:
⅛ l Butter- oder Schwedenmilch
1 El Beeren   S. 38

Mittagessen
Sauerkraut mit Rosinen   S. 53
Kohlrabi in Tomatentunke   S. 46
Spargelcremesuppe mit Dillspitzen   S. 70
Hirse mit viel Lauch   S. 78
Dattelquark mit Orangensaft   S. 100

Abendessen
„Zuckerhut"   S. 109
Pommes frites vom Blech mit Tomaten-
oder Kräutersoße   S. 89/S. 51
Holunderblüten-Tee

Tip: Kaufen Sie Tomaten und Kohlrabi für den
10. Tag mit ein.

10. Tag

Frühstück
Caro-Kaffee mit frischer Vollmilch oder Sahne
Frischkorn-Frühstück:
„Die Müsli-Sonne" = Dinkel oder Weizen auf
Ananasscheibe   S. 35
Pausenbrot:
1 dünne Scheibe Vollkornbrot oder
1 Vollkornbrötchen   S. 38

Mittagessen
Sellerie-Möhren-Salat   S. 55
Würziger Kartoffelbrei mit
Kohlrabischnitzeln   S. 80
Reispudding mit Früchten   S. 106

Abendessen
Zucchini-Salat, besonders fein   S. 60
Brotteller:
Pfeffer-Brötchen   S. 120
Butter und Käseplatte, Gemüsegarnitur
Kräutertee „Hausmischung"

Tips: Für morgen ist eine Pilzcremesuppe vor-
gesehen. Denken Sie bei der Errechnung der
Mengen daran. Aber superfrisch sollten die Pilze
sein! Pilze nicht in Plastiktüten einkaufen oder
aufbewahren.

Ich verwende gern Steinpilzchampignons. Sie
haben ein festes, wohlschmeckendes Fleisch.
Meine Familie hat früher leidenschaftlich gern
Waldpilze gesammelt. Das tun wir heute wegen der
Schwermetallbelastung der Pilze nicht mehr. Statt
dessen züchten wir jetzt Pilze auf Strohballen oder
Baumstämmen.
Kräutertee „Hausmischung" können Sie selbst
herstellen: Mischung aus Erdbeer-, Himbeer-,
Brombeerblättern, Pfefferminze, Zinnkraut und
Zitronenmelisse. Blätter/Kräuter während der
Mittagssonne sammeln und trocknen (Dörr-Apparat
oder Speicher).

11. Tag

Frühstück
Tee: Zitronenmelisse
Frischkorn-Frühstück:
Weizenkeimlinge, besonders fein mit Erdbeeren,
Apfel, gerösteten Mandelblättern   S. 36

Pausenbrot:
1 Möhre, in Stifte geschnitten oder grob geraffelt,
mit 1 Tl Zitronensaft vermischt   S. 39

Mittagessen
Eisbergsalat-Schiffchen mit Gemüsesoße   S. 42
Champignoncremesuppe aus frischen Pilzen S. 64
Fenchelgratin mit frischer Orange
und Mandelreis   S. 75/S. 76
Erdbeer-Bananen-Quark   S. 101

Abendessen
Grünkern-Bohnen-Salat   S. 77
Brotteller:
Dreikorn-Cracker mit Butter und
Meerrettich-Quark
Früchte-Tee „Kirsch"

Tips: Am 12. Tag gibt es Fenchel-Frischkost;
berücksichtigen Sie das beim Einkauf!
Grünkern-Bohnen-Salat schmeckt auch am
nächsten Tag, wenn er gut durchgezogen ist, sehr
gut. Vielleich berechnen Sie dies entsprechend.

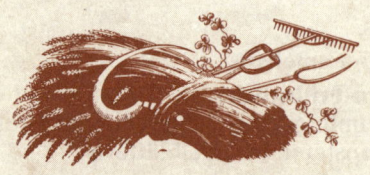

12. Tag

Frühstück
Tee: Ringelblumenblüten

Frischkorn-Frühstück:
Sechskorn in Schwedenmilch mit Äpfeln, Banane
und Fruchtsoße   S. 36

Pausenbrot:
3-4 Dreikorn-Cracker, eventuell mit Butter oder
Frischkäse bestrichen   S. 39

Mittagessen
Fenchel mit Käse   S. 44
Rote Bete mit Sanddorn   S. 50
Linsentopf mit Ei   S. 82

Abendessen
Gefüllte Zwetschgen auf Banane   S. 109

Brotteller:
Rustikale Vollkornbrötchen   S. 114
Butter und Kräuterquark
Pfefferminz-Tee

Tips: Ringelblumen sollten Sie, wenn Sie einen
Garten haben, unbedingt aussäen. Sie locken
Bienen und Hummeln an. Sie können die Ringelblumen frisch oder getrocknet als Tee verwenden
bzw. eine Ringelblumen-Salbe herstellen.

13. Tag

Frühstück
Hagebutten-Tee
Frischkorn-Frühstück:
Wer's nicht immer süß mag:

Pausenbrot:

Mittagessen

Abendessen

23-Kräuter-Tee

Tips: Da die Vollkornnudel dunkler ist als die Weißmehlnudel, „verstecken" Sie sie in einem Auflauf. Vollkorn-Spinat-Nudeln sind in der Farbe nicht von Spinat-Nudeln aus Weißmehl zu unterscheiden. Denken sie bei Nudelgerichten daran, daß Vollkornnudeln einen wesentlich höheren Sättigungswert haben.

14. Tag

Frühstück
Früchtetee „Kaminfeuer"
Frischkorn-Frühstück:
Obstsalat mit fein gem. Weizen –
für Vergeßliche!   S. 37
Pausenbrot:
1 Stück Dinkel-Nuß-Rosinen-Kuchen   S. 39 / S. 123

Mittagessen
Lauchsalat   S. 48
Pizza vegetarisch   S. 85

Abendessen
Gemüsebrühe „Juliette"
mit diversen Einlagen   S. 65
Bunte Gemüseplatte mit Käse, Nüssen etc.,
nett angerichtet
Brotteller:
Weizenvollkornbrötchen   S. 117
oder Rustikale Vollkornbrötchen   S. 114

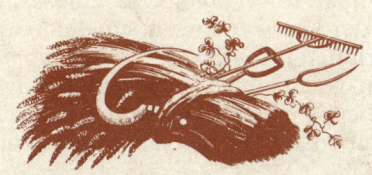

Die Autorin

Luise **Brüggemann,** 1933 in Rheine geboren,
verheiratet, 2 Kinder, kam während einer Kur ihres
Ehemannes erstmals mit der Vollwert-Ernährung in
Berührung. Sie erkannte diese Kostform als
sinnvoll und wagte den ersten Schritt, indem sie die
Zutaten ihrer Rezepte durch naturbelassene
Lebensmittel ersetzte, soweit verfügbar. Um tiefer
in den theoretischen Hintergrund und die Praxis
einzusteigen, besuchte sie verschiedene Seminare
und Kurse. Doch wollte sie die gewonnenen
Kenntnisse nicht ausschließlich für ihre eigene
Familie nutzen: Sie gibt sie daher seit 1977 in
Kursen und Vorträgen weiter. Nicht nur im
Münsterland ist sie bekannt, sondern durch ihre
Aktivitäten im Verband Unabhängiger Gesundheitsberater Deutschland UGB e. V., Gießen, weit
darüber hinaus. Als ausgebildete UGB-Gesund-
heitstrainerin − Bereich Ernährung − hat sie
verantwortlich an dem Rezeptteil der Broschüre
„Vollwert-Ernährung zum Überleg(b)en",
herausgegeben vom UGB, mitgearbeitet. Sie
gründete den UGB-Arbeitskreis Rheine, dem u. a.
Ärzte, Zahnärzte, Baubiologen, eine Ernährungs-
beraterin der Krankenkassen, eine Hebamme,
Kursleiterinnen für Vollwert-Ernährung und Yoga
angehören. Nicht nur gesunderhaltende Ernährung
ist ihr Anliegen, sie betreut auch − zusammen mit
Ärzten und Yogalehrerinnen − Fastengruppen.